開かれる自閉

医者・心理学者・当事者のポリフォニー

髙木美歩 著

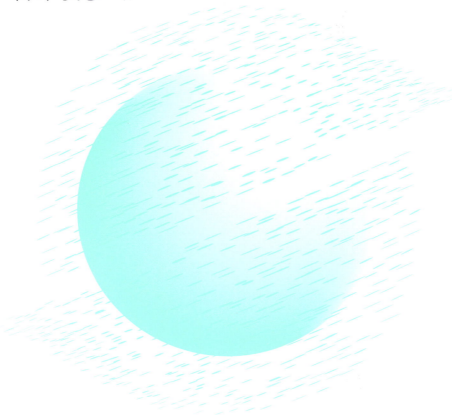

晃洋書房

まえがき

　わたしがアスペルガー症候群の診断を受けたのは2013年のことである．どうやらわたしには，社会性の障害と強いこだわりがあるらしい．

　わたしは本を読むのが好きで，それまでにも自閉症の人たちの自伝を読んでいた．その人たちは「奇妙」で大変そうだった．時間を忘れる人，食欲がわからない人，教室で静かにできない人，どう話しかけたらいいかわからない人，ひとつのことに熱中するのを止められない人……．確かにわたしは神経質だし，友だちは少ないし，初めての場所に行くのが苦手で，パニックしやすく，とにかくずっと体調が悪かったけれど，ここまで「奇妙」でもないし「困っても」いない．だから，わたしは自閉症ではないと思った．信じなかったのだ．それから，わたしはさらに自閉症に関する本をむさぼり読むようになった．

　わたしは大学を2年休学していて，年が明けて春になったら4年生として復学しなくてはならないことが決まっていたけれど，就職活動はほとんど進んでいなかった．自分が興味をもてない商品やサービスをどうやって売ったらいいのだろう？　全然わからなかった．履歴書の趣味の欄に読書と書き，「最近読んだ本について教えてください」といわれたので，ある専門書のすばらしさを熱弁して「そうですか，ずいぶんご専門的なことを勉強されているんですね」と言われてなぜか会話が終わったり，放送系の会社を志望しながら小論文でメディアの欠点を痛烈に批判して落ちたりしていた．今ならこれらの態度が（とりあえず就職したいなら）不適切なことはよくわかるが，当時は，「本音と建て前」のように，場面に応じた言動をする必要があること自体，気づいてもいなかった．

　就職活動でつらかったのは，毎回違う場所に行って，毎回違う人と，関心がないことについて，感じよくおしゃべりしないといけないことだった．1つ予定をこなすとくたくたになってしまい，一日に何度も仮眠をとった．面接の予定があると，続く空嘔のせいで何も食べられないのに，朝からずっとお腹を下していたし，不正出血も止まらなかった．でも，それは「困りごと」ではな

かった．だって，子どものときからずっとそうだったから．わたしにとって，それは「ふつう」だったから，自分が「困っている」とは思わなかった．

　自覚とは裏腹に，身体の状態は刻一刻と悪くなり，ある日，家でただ座っているだけなのに，喉がきゅうっと両側から狭くなって，息が吸えなくなった．自分が壊れた音がした．希死念慮が認められ，主治医からはこのまま就職活動を続けて，よしんば就職できたとしても，もっとうつが悪化して，そうしたらいよいよ治らなくなるといわれた．わたしは就職したかった．全然働きたくなかったし，やりたい仕事もなかったけれど，人は大学を卒業したら就職するものだと思っていたからだ．最終的に，カウンセラーの先生に「髙木さん，知ってる？　ふつうの大人は昼寝しないんだよ．就職するっていうのは，8時間働き続けるってことなんだ」と言われ，それはできないと思ったので，諦めた．

　復学して，卒業論文を書こうとしていたが，最初に選んだテーマはうまく書き進められなかった．就職活動もうまくいかないし，自分が自閉症と信じられず途方に暮れていたとき，大学の研究所が開いたある公開講座に行った．

　その公開講座はデボラ・R.バーンバウムという哲学者が書いた『自閉症の倫理学：彼らの中で，彼らとは違って』を紹介するものだった．端的に言えば，「心の理論」がない自閉症者は他者と共感しあう喜びを生涯にわたって欠くことが予想されるため，出生が抑止されるべきであるというものだ．内容について詳しくは述べないが，自閉症者に関わる人々にとって動揺を誘う議論だったのは間違いない．

　公開講座には，自閉症の親の会の人が来ていた．その人は，会場で質問が受け付けられた途端に挙手して，「この本が出ることで，他の人がどう思うかわからないんですか！」と強い口調で問いただした．会場が静まり返った．自閉症児のお父さんだと名乗ったその人は，怒りに震えているようにも見えたし，少し泣いているようにも見えた．講演者は「これは学術的議論ですので」と返していたような気がする．確かに，誤解といえば誤解だった．しかし，そう言いたくなるくらい，その本で自閉症者は，何もわからず，何も考えておらず，何も感じていない存在として想定されていた．わたしが読んだ自伝を書いた人たちは，「ふつう」の方法ではないかもしれないけれども人と関わり，自分の人生を生きていた．いろいろなことを考えていて，感じていて，わからないこ

とに苦しんでいた．会場の空気がいたたまれなくて，「仮に哲学的な思考実験だとしても，あまりにも実際の自閉症の方とはかけ離れているように思います．これでは，自閉症の人が，まるで植物人間のようです」とわたしも確認したら，「そうです」と言われた気がする．わたしは多分，「ふつう」の人が想像する最もひどい自閉症と，社会で暮らしている「ふつうの自閉症」の人はまったく違うと言いたかったのだと思う．いずれにしても，今日この講演を，自閉症の人は，その家族は，どんな風に聞いたんだろう想像すると，とても胸が痛んだ．

　しかも，話はそこで終わらなかった．そこにいた先生に誘われて打ち上げに参加させていただいた．楽しい時間を過ごしたが，終わりがけにふと「研究が中絶を奨励するって，どうなんでしょう．できるだけ中絶しなくていい社会を考える方がいいんじゃないでしょうか」と口にしたら，目の前に座っていたおそらく研究員の男性が「それは家族の苦しみを知らないからそう言えるんだ！」とお酒の入った赤い顔で言った．その瞬間，わたしの胸がまたいっぱいになった．わたしも自閉症なのに．きちんとした格好をして少し専門的な話を聞くことができるし，話すことができるけど，わたしも自閉症なのに！　目の前に座っている人は多分身内に障害がある人がいて，何かしら苦しんでいるのが伝わってきた．傷ついた気持ちと，自閉症のせいで誰かを苦しめているのかもしれないという罪悪感で何も言えなかった．自閉症は生まれてこないことを望まれるほどのことなんだと思うと，恐ろしかった．父の迎えの車に乗って泣いた．

　そのころ，大学院に進学する話が出ていた．就職活動をドクターストップされてから，人よりも少し本を読むのが好きというわたしの特性に目をつけて，支援者の先生と両親が見つけてきた進路が大学院だった．それまでわたしは大学院というものを知らなかったし，すごく頭がいい人が行くところで自分には縁のない世界だと思っていた．その直後に起きたこの事件でわたしはとてもショックを受け，「あんな人がいる大学院なんか行きたくない」としょげていたが，気が済むといろいろなことに腹が立ってきた．

　「共感」がそんなにいいものとは思えなかった．大体，採点しあったわけでもないのに，どうして「わかりあっている」とわかるのか．適当に「わかる」と言っているだけなんじゃないのか．それに，人は人間関係で喜びを得るのと

まえがき　iii

同じくらい，苦しんでいるように，わたしには見えた．それに比べて，物体や自然や規則に夢中な自閉症の人はなんと平和的なんだろう．人の幸せを他人が定義するのはすごく失礼なことなのに，自閉症の人の幸せは劣っているとされるばかりか，それを理由に生まれてこない方が幸せだと言われる．たとえば，スポーツを好きな人がいることはわかるけれど，スポーツが楽しめない人は生まれてこない方が幸せだ，とはならないはずだ．自閉症じゃない人が好き勝手に言うのなら，わたしだって話していいはずだ．何よりも，わたしはつらいことや困ったことがあったとき，自分の言葉で伝え抗議できるが，話せない自閉症の人は自分を守ることもできない．これはあまりにも不公平ではないか．——わたしは微力ながら自閉症を擁護しようと決めた．

　もうひとつ「自閉症とは何か」という基本的な疑問があった．当時，わたしのように知的・言語障害がない自閉症者に関する情報はほとんどなかったように思う．わたしが自分の自閉症を信じられなかった理由の1つに，自閉症イメージの狭さがある．当時伝記を書いていた自閉症の人たちと，似ているところもあれば，まったく似ていないところもあった．専門家によれば，わたしは「典型的」なのだそうだが，自閉症を名乗っていいか長らく自信がもてなかったのは，まさに本書のキーワードである「スペクトラム」なイメージがなかったからだと思う．診断を受けることはある種の救いとして語られることが多い．本書でも少し言及したように，理不尽続きですっかりぐちゃぐちゃな人生に一定のまとまりを与え，多くの困難は「自閉症」のせいだったと免責をもたらすからだろう．しかし，わたしの場合，自分の困難をどこまで自閉症のせいにして，どこから自分で引き受けるべきか，よくわからなかった．自閉症を名乗ることはわたしの何をどう変えるのだろう？　わからないものを使うことは気が咎めるので，自閉症をもっとわかろうと思った．こうしてわたしの自閉症研究が始まった．

解説：不器用だけど大事な本

美馬達哉　立命館大学大学院・先端総合学術研究科

　出版された書物として見る限り，本書『開かれる自閉──医者・心理学者・当事者のポリフォニー──』はとても不器用に仕上がっている．

　まず，この本の本体部分の書き出しは，「本論文の目的は，自閉症スペクトラム障害（Autism spectrum disorder，以下 ASD）の研究史を，コミュニケーションに関する規範をめぐるポリティクスとして読み直すことによって……」となっている．こんな堅苦しい書き出しで始まる本を，わざわざ購入して読み通したいと思う人は限られるだろう．その筋の関連した研究者くらいだ．

　そこで，解説文の書き手として，私が，この本を手に取った方にお勧めしたいのは拾い読みや飛ばし読みである．本書の後半部分の第4章，第5章，第6章のどこでもよいから，ぱっと開いて数ページ読み進め，退屈したら別の数ページを読んでみるのがよい．そこには，たとえば，こんな一節がある．

> これまで ASD 者が抑圧され，たとえば「できない」ことを「しようとしない」などと悪意をもって解釈され，不当な判断や扱いを受けてきたこと，そして今もそのような差別と闘っていることは確かである．しかし，たとえば特定の場面や相手によっては，悪気はないにせよ ASD 者が誰かを「害する」可能性があることを認め，ASD の特性を理由に制限を受けることが必要になるとシンガーは自分自身の経験から主張し，ASD 者だけを擁護し讃えるだけの社会運動を痛烈に批判したのである．（本書，191ページ）

　当事者であるジュディ・シンガーの主張として紹介されているものの，本文を読めばわかるが，著者は，シンガー自身よりも率直で辛辣な口調で，何ものも隠すことなく，ASD 者のなかの反目やその主張の弱点について冷静に検討している．

　私としては，この一節をゆっくりと読み直して理解しようとするためだけで

も，本書を家に持ち帰るだけの価値があると思う．粗削りだが，大事なことを伝えようとしている本なのである．

　さて，この本が不器用な本になった理由の一つは，これが，私も所属している立命館大学大学院・先端総合学術研究科の博士学位請求論文（いわゆる博士論文）として，髙木美歩さんが提出したものを元にしているからだ．大学に所属するような研究者に向けられた学術論文という原型を濃厚に保っているのだから，読みやすいはずがない．研究論文という書き方の作法にそって書かれているのだ．

　つまり，研究目的や核心となる問いが示された後，同分野でのこれまでの研究成果が要約され，本論が重厚に展開される．そして，著者の主観や個人的意見を極力排したスタイルで，考察や結論が導き出される．この論述のお作法は，主指導だった私や他の大学教員が，口を酸っぱくして繰り返し教えた通りのものである．だが，これは一般的に書店で売られているような本のスタイルとはかなり異なっている．こういった書き方に慣れていない人々にとっては，非常にとっつきにくい印象を与えるだろう．仕上がりとして，どこか冷たいアカデミックな印象を感じさせるものになっている．

　だからこそ，繰り返しになるが，読者のみなさんには，飛ばし読みや拾い読みをお勧めしたい．その上で，もっと詳しく文脈や背景が知りたくなれば，最初に戻り，第1章から第3章に記された歴史的な内容にじっくり取り組むとよいだろう．

　本書に限らず，博士論文を出版したものという意味での読みにくい不器用な本は世のなかにたくさん流通している．だが，本書は，そうした一般的な例に輪をかけてさらに不器用な本になっているのではないかと，私はひそかに疑っている．それにはもう一つ重要な理由がある．

　それは，髙木さんがこの本を，自分をASDでないと信じて疑わない人々（以下，非ASD者（「定型発達（NT）」とも呼ばれる））のために書いていないからだ．

　少なくとも，広く一般の読者に対しての，（田中美津の言葉を借りるなら）「わかってもらおうと思う心」は，この本からほとんど感じ取れない．これを

長所とみるべきか短所とみるべきかは悩ましいが，この点が本書の際立った特徴であることは間違いない．

　私が思うに，著者は仲間である ASD 者たちに語りかけることで頭がいっぱいなので，非 ASD 者のことにまで構ってはいられない，というのが正直なところだろう．その率直さや物おじしない語り口は，髙木さんという著者の個性そのものでもある．

　この本は，非 ASD 者がどんな勘違いを重ねてきて，その集大成を学問と呼び慣わしてきたか，どんな複雑な政治的からくりを通して，非 ASD 者らしい思い込みを社会に定着させていったかを丹念に収集して確認している．ただし，非 ASD 者についての言及はあっても，そうした人びとに語りかけることを目的としてはいない．非 ASD 者は本書において，たんに話題を提供してくれる研究対象に過ぎないのだ．髙木さんは，非 ASD 者に新たな提案や解決策を提示する意図をもっているわけではない．そのいっぽうで，ASD 者の仲間たちに向けては，ASD 者自らの歴史を語り，その思考の軌跡を共有しようとしている．不器用だけど大事な本というのは，その意味だ．

　解説をここまで読んでくれた非 ASD 者のなかには，「どうやらこの本は自分向きではないようだ．元の本棚に戻して通り過ぎよう．読む必要はなさそうだ」と思った人もいるかもしれない．その考えは部分的には正しい．たしかに，あなた方のための本ではない．しかし，本を読まずに済ませようとするのは間違いだ．私としては，非 ASD 者にとっても，この本を読むことは大きな意義があると思うので，そのチャンスを利用することをお勧めしたい．

　他者の視線から見える自分たちの姿を知る機会は，そう多くはない．本書では，髙木さんが彼女の仲間たちのために，医者や心理学者たちが言ってきたことや行ってきたことを丁寧に説明し，その中にあった排除，抑圧，侮蔑のメカニズムを明らかにしている．非 ASD 者が，ASD 者をどんな人びとと考え，どんな風に扱ってきたかを知ることは，自分自身について新たな気づきを得る貴重な機会になるはずだ．もし，非 ASD 者であるなら，あなた方が医者や心理学者ではないとしても，考え方は似たり寄ったりではないだろうか．

　髙木さんは，彼女のために書かれたわけではない医者や心理学者たちの本を，他者の視点から読み，彼女の仲間たちのために，そこで使われている手練手管

を，この本の前半で解説してくれている．同じように，あなた方も，自分たちのために書かれたわけではない本であるとしても，それを読むことできっと得るものはあるはずだ．

ここまで，私は本書の内容について詳しく触れることを避けてきた．実のところ，この本の内容を要約して説明したり伝えたりすることそのものは，それほど難しくはないだろう．だが，単なる要約やありきたりな解説では，この本の背後に流れる「経験の情熱」を十分に伝えることはできない．

ブラック・フェミニストのベル・フックスは，「経験の情熱」という語を「経験の権威」の対概念として使っている．「経験の権威」とは，差別や抑圧を経験した人だけが，その経験ゆえにそのテーマについて語る特別な権利をもつという考え方である．しかし，この考え方はときに当事者の立場を絶対化し，新たな抑圧や口封じの手段となる可能性をもっている．これに対する批判として，ベル・フックスは，次のように問いかける．

> 考えてみようよ．抑圧された人がその経験——それは受難の経験かもしれないし，抵抗の経験かもしれない——を語るのを聞いて，何か「特別な」認識を得て，その結果，もうその人には頭があがらないと思うような，そんな議論の場をつくらなくてはいけないのだろうかと．（『学ぶことは，とびこえること——自由のためのフェミニスト教育』ちくま学芸文庫（2023年），154ページ）

「経験の情熱」は，言葉を突き動かし，それを証し立てるものだ．これは，言葉にならない生きられた現実に由来し，既成の権威を突き崩して，知識や学問の枠組みを超える力をもっている．しかし，経験の刻み込まれた知は特権的な知ではありえても，唯一の知のあり方というわけではない．「経験の情熱」に導かれることで，人は，自分が経験していないことについても真摯に学び，それを知ることができる．ただし，そうした知を積み重ねることで，個々人の視点や立場の違いが消え去ってしまうわけではない．

この本の結論部では，「シンガーが論じた神経多様性は，昔から続いている抑圧者―被抑圧者の関係というテーマの最も新しいサンプルである」（本書，205ページ）と．何気なく書きつけられている．もし本書の内容を要約するな

ら，この一文だけで十分かもしれないほど，重くて深みのある一文だ．しかし，そんな要約では何も語っていないに等しい．いっぽうで，この一文を支えている「経験の情熱」は，本書の水面下に流れる複雑な力であり，それを完全に言葉にすることはほとんど不可能である．言い訳めいて聞こえるかもしれないが，その意味では，とても解説し難い本なのである．

医者と心理学者の語りを対象として分析し，当事者の語りを独自な思想として掘り下げて考察した本書が，まったくの分野違いとも思えるアルジェリア解放闘争のリーダーであったフランツ・ファノンの著作を，有用な参考文献の一つとして挙げていることには驚かされる．これは，「経験の情熱」が引き起こしたASD論と革命理論との奇跡的な出会いとしか表現のしようがない出来事だ．つまりは，奇跡的なまでに不器用で，しかも大事な本なのである．

だから，最後に，ジャン゠ポール・サルトルがフランツ・ファノンに贈った言葉を使って，この解説ならざる解説を締めくくりたいと思う．

人びとがよくいうように「これは別の話（イストワール）」だ．つまり，別の歴史（イストワール）が始まるのだ．その時は近づいた．私は確信している．あなた方が歴史を作る人びとに合流する時は近づいたのである．

目　　次

まえがき　　　i

解説：不器用だけど大事な本　　　美馬達哉　　　v

序　章 ……………………………………………………………………1

1．本研究の目的　　2

2．自閉症小史　　4

3．用語について　　7

4．先行研究　　7

5．本研究の構成　　11

第 1 章　医学的な自閉症論 ……………………………………15
　　　　── 早期幼児自閉症から自閉症スペクトラム障害へ

自閉症児の親として自閉症を研究した人　　16

1．ウィングの研究　　19

　1-1. 典型的でない自閉症の示唆　　19

　1-2. アスペルガー症候群の提唱　　24

　1-3. アスペルガー症候群から自閉症連続体へ　　32

　1-4. 自閉症スペクトラムの拡大　　35

2．親のためのガイドブック　　40

　2-1. 親たちの知恵を集め自閉症児を育てる　　40

　2-2. 自閉症児の親とスペクトラム概念　　50

3．考察──ある人たちを語るための「余地」を生み出すこと　　55

小括　　56

第 2 章　心理学分野の自閉症スペクトラム障害研究における
　　　　障害観の変化と揺らぎ ………………………………59

心理学から見た自閉症，アスペルガー症候群，自閉症スペクトラム障害　　60

1．「心の理論」欠損説の誕生──自閉症の心理学的「発見」と逸脱の可視化　　61

　1-1.「心の理論」欠損説の誕生　　61

　1-2.「心の理論」の特異的発達遅滞説　　62

xi

２．マインド・ブラインドネス説——逸脱の強調　63

2-1. 自閉症の予兆の発見　63

2-2. マインド・ブラインドネスとしての自閉症　66

2-3. マインドリーダーとしての健常者　67

３．極端な男性型の脳説

　　——心理学的理論におけるスペクトラム化と脱逸脱化　69

3-1.「男性脳」と「女性脳」へのまなざし　69

3-2. 考案された４つのアンケートと極端な男性型の脳としての ASD　71

3-3. ある数学者の話に見る個性としての ASD　72

４．考察——バロン＝コーエンの論じた認知能力と障害観，その揺らぎ　74

小括　75

第３章　「自閉症」研究における認知と社会性の多義性 ………………………77

医学・心理学分野の自閉症論を架橋する　78

１．分析対象　79

２．カナーの自閉症概念——生来的な感情的接触不可能説　81

2-1. カナーによる自閉症の基本的特徴　81

2-2. カナーによる認知の障害　81

2-3. カナーによる社会性の障害　82

３．バロン＝コーエンの自閉症概念——「心の理論」の欠損説　84

3-1. 心の理論と誤信念課題　84

3-2. バロン＝コーエンが考える認知の障害　85

3-3. バロン＝コーエンにとっての社会性の障害　87

４．考察——各自閉症論の異同　88

4-1. 認知という言葉の用法　88

4-2. 各研究者の対照群の違い　89

4-3. 非自閉症者はどのように健康か　90

小括　92

第４章　自閉症者の語りの「プロトタイプ」の創出 ……………………………95

自閉症者が語る主体となるとき　96

１．グランディンの自閉症論——「回復」した ASD 者としての自伝　100

1-1. 扱いにくい身体としての ASD と締めつけ機や投薬による個人的対処　100

1-2. 母親の手厚い支援による才能開発　104

1-3. 障害を受容することと障害を統御すること　106

2. さらなる ASD の科学的理解と内面的成長　109

2-1. 精神薬による対処と認知的差異を理解すること　109

2-2. 連続体としての自閉症　112

2-3. 「天才」と「異常」の連続性への言及　114

3. 考察── 自閉症者から見た ASD とはなんだろうか　116

3-1. 「感覚処理連続体」としての ASD　116

3-2. 生まれつきの神経的差異としての自閉症と生物学的介入の肯定　117

小括　119

第5章　ASD 者によるセルフ・アドボカシーグループの結成と社会運動 …………………………………………… 121

社会へ問いかけ，自閉的なまま仲間とつながり集うこと　122

1. シンクレアの自閉症論　124

1-1. 自分のままで他者とうまくやっていくために　123

1-2. ASD 者であることを嘆くな，の姿勢　131

1-3. ASD は病気ではない── 治療と教育について　135

2. ASD 者のための組織論　141

2-1. ASD 者のためのネットーワークを作る── ANI の立ち上げ　141

2-2. ASD 者のための安全なウェブフォーラムをつくる
── 定型発達者からの離脱と再協力　146

2-3. 現実世界で ASD 者たちが集まる空間を創る── オートリートの開催　147

2-4. 本当の「自閉的空間」で育まれる ASD 者としての「強さ」　149

3. 考察── 強く健やかな自閉的在り方を提案すること　157

3-1. ありのまま自閉的でいる権利と既存の共感・コミュニケーションへの指摘　157

3-2. ASD 者らしいコミュニケーションと自閉的な社会的空間の創造　160

小括　161

第6章　神経多様性とは何か ……………………………………………………… 163

「普通」の脳は存在しない── 神経多様性の展望と課題　164

1. ブルーメの神経多様性論
── 理想的な媒体・比喩としてのインターネットで交流する人々　168

2. シンガーの神経多様性論　172

2-1. 神経多様性の提唱　173

2-2. ASD を起点とした家族関係の変化と自己の再定義　178

2-3. コンピューターの登場と神経多様性の進展の意義　180

2-4. 自閉症スペクトラム障害の新しさとシンガーのあいまいさへのこだわり　183

3．ASD の親との関係　186

3-1. FAAAS への寄稿──ASD の親をもつこと　186

3-2. ASD の「ダークサイド」の告発　188

3-3. 改めて述べられたこと　191

3-4. すべての人のための神経多様性の提唱　195

4．考察──神経多様性はどこが新しいのか　196

4-1. 積極的にあいまいさに留まる術としての神経多様性　196

4-2. 抑圧者と被抑圧者の関係を超越していくこと　197

小括　203

結びにかえて　……………………………………………………………………………207

本研究の意義と今後の課題　209

あとがき　211

［参考文献］　217

略 語 一 覧

AC（autistic and/or cousin）
　　自閉症の診断を受けていないが，「自閉的っぽい」人を指すために使われる

ASD（Autism spectrum disorder）
　　自閉症スペクトラム障害

ANI（Autism Network international）
　　自閉症者によって設立・運営された，セルフアドボカシー団体

FAAAS（Families of Adults Affected by Asperger'sSyndrome）
　　アスペルガー症候群によって影響を受けた成人家族の会

InLv（Independent living on the autistic spectrum）
　　自閉症又は関連する状態の人々の為のメーリングリスト

ISNT（Institute for the Study of the Neurologically Typical）
　　定型発達者研究のための研究所

NT（Neurotypical）
　　定型発達　自閉的な型の脳を持たない人（normal より具体的な概念）
　　Neurotypical syndrome　定型発達症候群

OCD（Obsessive-Compulsive Disorder）
　　強迫性障害

TOM（Theory of Mind）
　　心の理論

初 出 一 覧

第2章　髙木美歩「心理学分野の自閉症スペクトラム障害研究における障害観
　　　　の変化と揺らぎ」『Core Ethics』立命館大学大学院先端総合学術研究
　　　　科，16号，121-31，2020
第3章　髙木美歩「『自閉症』研究における認知と社会性の多義性」『Core
　　　　Ethics』立命館大学大学院先端総合学術研究科，14号，111-21，2018

序　章

1．本研究の目的

　本研究の目的は，自閉症スペクトラム障害（Autism spectrum disorder，以下ASD）の研究史を，コミュニケーションに関する規範をめぐるポリティクスとして読み直すことによって，そこに参与するさまざまなアクターとその役割を明らかにし，スペクトラム性を手がかりに健常と障害の二分法を再考し，神経多様性のセルフ・アドボカシーの可能性と陥穽を展望することである．

　ASD は，米国精神医学会が発行する国際的な診断指標の 1 つである『精神疾患の診断・統計マニュアル』（Diagnostic and Statistical Manual of Mental Disorders，以下 DSM）の2013年に出版された第 5 版では，神経発達障害群の 1 種として記載されている．神経発達障害群には，他に知的能力障害，注意欠如・多動性障害，極限性学習障害などが含まれている．

> 　神経発達症群とは，発達期に発症する一群の疾患である．この障害は典型的には，発達早期，しばしば小中学校入学前に明らかとなり，個人的，社会的，学業，または職業における機能の障害を引き起こす発達の欠陥により特徴づけられる．発達の欠陥の範囲は，学習または実行機能の制御といった非常に特異的で限られたものから，社会的技能または知能の全般的な障害まで多岐にわたる．（APA 2013＝2014：31）

そのなかで ASD は

> 　自閉スペクトラム症は，対人相互関係，対人的相互反応で用いられる非言語的コミュニケーション行動，および人間関係を発展・維持，および理解する能力などの欠陥を含み，さまざまな状況における社会的コミュニケーションおよび対人相互反応の持続的な欠陥について特徴づけられる．社会的コミュニケーションの欠陥に加えて，自閉スペクトラム症の診断には，行動，興味，または活動における限定的，反復的な様式を必要とする．現在の状態が重大な障害を引き起こしていることが必須であるが，症状は発達とともに変化し，代償的機構により覆い隠されるかもしれないので，

診断基準は過去の情報に基づいて満たしているものでもよい．(ibid.: 31)

と説明される．

　端的にまとめるならば，自閉スペクトラム症は①社会性の障害と②常同行動という2つの特徴をもつ人が診断される可能性があり，その他の障害を併発する場合もあるということである．①の社会性の障害とは，他者に興味を示すことが少ない，異常に接近する，自分から相互的なやりとりを開始できないなど，他者と情緒的な関係をもつことがむずかしいこと，相手の表情やボディランゲージなどの非言語的コミュニケーションがうまくできないこと，その結果として「人間関係を発展させ，維持し，それを理解すること」(ibid.: 49) が困難な状態を指す．②の常同行動とは，ものを一列に並べる，身体を一定のリズムで揺する，自分の身体を叩く，相手の言葉をそのまま返す（オウム返し，エコラリア）などの単調に繰り返される行動や，習慣や状況がそのまま守られることへの強いこだわり，興味への過度な愛着や没頭，外からの刺激に対する過敏・鈍感などのことをいう (ibid.: 49)．

　そして，その特徴の表れ方は「自閉症状の重症度，発達段階，暦年齢によって大きく変化するので，それゆえにスペクトラムという単語で表現される」(ibid.: 52)．スペクトラムはDSM-5で採用された言葉で，片方に言語・知的障害等を併発しており自活がむずかしい「重度」のASD者を，もう一方に知的・言語障害がなく自立した生活を営む「軽度」のASD者を想定し，特に「軽度」のASD者は個性的な非ASD者とも連続していると考える近年の障害観を表現している．

　ASDは「以前には早期幼児自閉症，小児自閉症，カナー型自閉症，高機能自閉症，否定形自閉症，特定不能の広汎性発達障害，小児崩壊性障害およびアスペルガー症候群と呼ばれていた障害を包括」(ibid.: 52) する巨大な診断カテゴリーである．そのため，ASD者のありようも多様である．

2．自閉症小史

　本研究の議論の対象となる「自閉症」の歴史を簡単に記載しておく．

　1943年にアメリカの精神科医であるレオ・カナーは「情動的交流の自閉的障害」というタイトルの論文を執筆し，優れた観察眼に基づいた詳細な描写によって「極端な自閉性，強迫性，常同性，そして反響言語の組み合わせ」をもつ11の症例を報告した．カナーはこれらの子どもたちは「すべての人生のまさにはじまりから極端な孤立を示し」(Kanner 1973＝2001：53)，「他の子どもたちが生来的に身体的あるいは知的なハンディキャップをもって生まれてくるのと同様に，これらの子どもは，普通なら皆もつことのできる人々との感情的接触が生得的に形成できない」という「情動的反応性の体質的要素」(ibid.：55)をもつと表現した．特にカナーの報告した自閉症のことを「早期幼児自閉症」(ibid.)という．

　こうしてある特徴をもつ人々が「発見」されたが，自閉症が直ちに独立した疾患と考えられたわけではなかった．なぜならば，「自閉」の表現は，スイスの精神科医オイゲン・ブロイラーが1910年に統合失調症に見られる自己の内面的な空想世界へ逃避する傾向を説明するために使用した言葉であり (Shorter 2005＝2016：116)，カナーはそれを借用していた．カナーは，自分が観察した子どもたちが生まれたときから他者との関係をもたないという点で統合失調症とは異なっていると考えていたが，「生まれて直後に發症したとすれば区別の根拠がなくなる」(石坂 2010：114)という批判にうまく応答できなかったために，自閉症は統合失調症の一部であるという考え方へ移行していく．

　そして，自閉症が発見されたのと同じタイミングで，「フロイドの理論と，他の精神分析の学派が20世紀の初めに発展し」(Wing 1997b＝2001：76)たため，カナーもまたその影響から逃れることはできなかった．さらに，カナーの「観察が親の冷淡さに傾いたために，この分野の研究は出だしから長いこと頓挫してしまった」(Shorter 2005＝2016：117)．カナーは1949年の論文，「早期幼児自閉症における疫病学と精神力動に関する諸問題」で，自閉症児の両親のプロファイルを詳述し，両親の子どもへの態度の「冷たさ」に言及し，子どもが自閉症の特徴

を示すようになる原因を両親に帰責できると考えるようになった.

　精神分析学・心因論の「最高到達点」(髙木 2009：5) としては，児童心理学者であるブルーノ・ベッテルハイムが，1967年にフロイト的な精神分析の立場から自閉症を分析し執筆した書籍，『自閉症 うつろな砦』が挙げられる．親の愛情不足によって子どもが自閉症になるというアイディアは，いわゆる「冷蔵庫マザー説」として知られるようになった．この言説は特に自閉症児の親にとって養育の不適切さを疑われ非難を受けるという悪影響へつながった.

　自閉症と統合失調症の区別に成功したのはイギリスの精神科医マイケル・ラターであった．ラターは自閉症研究に統計学の手法を利用し，自閉症児と他の精神障害児の比較を行った (Rutter et al. 1967)．そして「自閉症に普遍的にみられしかも自閉症に特異的な症状を抽出」し，なかでも「対人関係を発達させることができないこと」(石坂 2010：302) を自閉症の主要な特徴として掲げた．またラターは自閉症の言語障害と認知的欠損へ目をつけ，失語症児との比較から，自閉症児の「言語の異常性は，認知的欠陥の中核的特徴」であり，「言語障害は，失語症の障害と同じではなく，言語の理解の欠陥がより重篤であるばかりでなく，より広範囲に及んでおり，逸脱した特徴，言語発達遅滞，社会的に言語を用いることの障害」(Rutter 1978＝1982：121) があると論じた．のちにラターの学説自体は破棄されるが，「Rutter らの自閉症の認知・言語の発達障害説が展開され始め，心因論はもちろん，精神病でもないことが実証される．かくして自閉症の捉え方が，Kanner の内因論から分析学派による心因論，そして脳器質障害説へと移行していった」(髙木 2009：5) のである.

　その後，イギリスの精神科医であるローナ・ウィングは，1979年にイギリスのある地区で実施した疫学的調査に基づいて，カナーが提唱した自閉症の要件を完全に満たさないものの，対人交流に何らかの障害がある子どもが多数見つかったことを報告した．さらにウィングはウィーンの小児科医ハンス・アスペルガーがカナーの1年後にカナーが報告した症例と類似した子どもたちを観察していたアスペルガーの業績を紹介し，またその研究に自分自身の見解を付け加え，「対人関係障碍とコミュニケーションの障碍と想像力の障碍を併せ持つ症候群である自閉症の一角を占めるがそれぞれの症状が軽度である状態が存在する」(石坂 2010：115) と主張した．さらに，ウィングが「アスペルガー症候群と

そうでない状態を明確に区別する方法はなく，また正常範囲内の奇人や変人に連続的につながっていると述べた」(ibid.: 115-6) ことで「自閉症はとてつもなく広がったことになり，しかも，正常とこの状態は区別しがたいということになった」(ibid.: 116) のである．ウィングは，最も自閉的な特性が軽微な人と「正常」な人が連続的につながるという見方を，「自閉症スペクトル障害」(Wing 1996＝1998：28) と名づけた．

　そして，自閉症のスペクトラム化にともなって現れたのが，「自閉的である」という体験がいかようなものであるかを語る本人たち（いわゆる当事者）の存在である．自閉的な性質をもつが知的・言語障害ではない人も自閉症の一種であるとの見方が採用されたことで，自閉症の診断の対象となる人は大幅に増加した．ASD は障害または疾病と見なされていたが，1980年代以降 ASD と診断された本人たちは自伝の執筆等を通じて，自分の自閉的な性質に対して愛着をもっていて「治療」を望まないことを表明し始めた．1990年代には世界で初めての ASD 者本人によるセルフ・アドボカシー団体である Autism Network International（以下 ANI）が設立され，ASD であることは単なる器質的な「違い」であって「異常」や「劣位」ではなく，生まれつきの神経的差異を尊重するべきであるという神経多様性（Neurodiversity）(Singer 1999) の主張へと展開していった．

　神経多様性の理念はおおむね受け入れられている一方，ASD 者の状態が人それぞれであるため，「治療」を希望するかどうか，自分の自閉性に対してどのような態度をもつかどうかなどは，ASD 者の間でも論争の火種となっている．ASD の特性を誇りに思う人もいれば，ASD の性質を忌避し，まったく失くしてしまいたいと考える ASD 者もいる．また，自分の権利について考え，自己主張することが厳しい知的・言語障害をもつ ASD の人々の存在をどのように考えるかなど，ASD 者が神経多様性運動を展開する上でのメンバーシップの問題も議論されてきた．

　本書では，上記の ASD 研究や言説を対象に，言説の生産者が自閉症をどのような状態としてとらえていたかを中心に分析する．各論者の障害観を理解することは今日の神経多様性を考える上で重要であり，また，ASD を論じる上で問題となるコミュニケーションとは何か，共感とは何かなど，「正常」な人

へも暗黙裡に課される規範を明らかにすることへつながると考える．

3．用語について

　前節で述べたように，自閉症は名称が度々変更された経緯があり，また，本書ではさまざまな年代の資料を分析に使用するため，類似した表現が混在している．基本的に引用については文献の表記をそのまま用いる．また，2021年にDSMの第5版が改訂され，診断名の日本語訳が「自閉スペクトラム症／自閉症スペクトラム障害」(APA 2012＝2014：49) から「自閉スペクトラム症」(APA 2021＝2023：54) へ日本語表記が統一されたが，本研究が論じるのは改訂前までの期間であることから自閉症スペクトラム障害（ASD）の表記を採用している．特に本書でアスペルガー症候群と表記する場合，ASDのなかでも知的・言語障害をもたない人々を指す．アスペルガー症候群は1994年に出版された『精神疾患の診断・統計マニュアル』の第4版（DSM-IV）で使用されていた診断名の1つで，現在も特に知的・言語障害がない人をわかりやすく表現するために日常的に使用されているため，本書でも必要に応じて使用する．また，非神経発達障害者を指すために定型発達（Neurotypical）という近年の表記を行う場合があることをあらかじめ宣言しておく．

4．先行研究

　本節では，先行研究が自閉症をどのように論じてきたのかを整理し，本書の狙いを明確にする．
　まず，障害（疾患）としての自閉症概念の変遷を整理した研究がある (Wing 1997b，髙木2009，石坂2010など)．もちろん，「私たちは，現在の自閉症の定義があたかも実在している確固とした疾病単位であるかのように取り扱っています．しかし，この概念を歴史的に検討することによって，本当は架空の事柄を扱っているかもしれないと考えることもできるようになります」(石坂2010：108) と，柔

軟な視点をもつ研究者もいるが，医学分野の前提は，自閉症はまず障害である
し，自閉症が ASD になるプロセスは基本的に研究の「進展」として理解され
る．たとえば，自閉症を器質的差異に基づく発達障害として理解することは
「これらの若者とその家族に対するケアの質と介入の有効性を劇的に向上させ
た」(Mesibov et al. 2000：637) や「多くの献身的な専門家の努力は，自閉症に対する
我々の理解に驚くべき変化をもたらした．1943年のカナーの説明を皮切りに，
研究と臨床の実践によって，この奇妙な障害に対する知識と理解が劇的に高
まった」(ibid.：646) のように，自閉症の定義が変化することを一定の「正しい」
知識への洗練として肯定する．

　そして同じプロセスを，ある特徴をもつ人たちが社会的に「発見」・包摂さ
れる過程として読み解く研究もある．オランダの心理学者ベレント・フェルー
フ (2013) は，カナーによる自閉症の発見から DSM–5 の出版までの歴史を概観
し，「自閉症の歴史において，科学的進歩の感覚と自閉症に対する本質主義的
な理解は，自閉症の分野における現在の理解と研究の方向性を正当化し，強化
するものである」(Verhoeff 2013：442) といい，現代に近づくにつれて，自閉症の初
期の議論にあった特徴等に関する複雑さは除外され，「自閉症に関する知識は，
「自閉症スペクトラムの状態は，脳の一部の身体的異常によって引き起こされ
る発達障害である」という現代の見解に向かって，直線的かつ時系列的に蓄積
されてきた」(ibid.：444) と，自閉症スペクトラムの定義が自閉症の提唱当初と
まったく変質していると主張している．イギリスの歴史学者ボニー・エヴァン
ス (2013) もまた，自閉症の定義の変化に着目した．特に，初期の統合失調症と
自閉症の関連が示唆されていた段階では，「自閉」は本人の内面世界への逃避
を意味する言葉だったが，1960年代以降はむしろ空想をしないことが自閉症の
特徴となるなど，使用された言葉の意味が大きく変化している．また，自閉症
に関する疫学研究は「自閉症のカテゴリーを使用して，疫学研究を通じて乳幼
児の心理的発達を再概念化」(Evans 2013：3) することにつながり，自閉症児だけ
でなく乳幼児の理解に対して大きな影響を与えた．エヴァンスはあるときを境
に起きた自閉症研究史上の質的な断絶を指摘する．

　また，変化した定義の元で ASD 者が「増加」した現象を理解しようとする
研究もある．ギル・エヤルら (2010) は ASD の「増加」を診断基準の変更や，

ASDが社会的によく知られるようになったためなどの通説に対し，ASD者の保護者たちが，教育的投資の対象から除外される知的障害のラベルよりも，療育等によって社会適応の可能性を高められるとする発達障害のラベルへ魅力を感じた事を挙げている．そして親が中心となってキャンペーンを行い，社会制度の変更などを求めた影響の大きさを社会学の知見から明らかにした．また社会学者であるイアン・ハッキング (2007) は自分の体験を言語化可能な「高機能」なASD者の出現が自閉症のカテゴリーを拡張し，その拡張されたカテゴリーの下で自分をASDと認識する人々が「増加」するという知識と実践の相互作用によるループ効果がASDに起きていると主張する．ASDを取り巻く諸要素を分析しながら，あるカテゴリーに属する人々を作り出す「エンジン」として，数を数え，数値化し，規範を作成し，相互に関連づけを行い，医療化し，生物学化し，遺伝子の問題へと還元するという7つのステップがあると分析した．また近年，さらにノーマライゼーション，官僚化，アイデンティティの奪還が追加されており (Hacking 2007 : 305-6)，特に最後の項目の，ラベリングを受けた人々の自己主張は「最近ますます強力になっている．それは知る者の抵抗を伴い，多くのループ効果の源となっている」(ibid. : 306) と考察した．自閉症の定義の変遷および，定義の変更にともなうメンバーの変化を分析した研究の多くは，ASDに含まれる人々が固定的でなく，ある特徴をもつ人をどのように見るのかというフレームの選択の問題であることを示している．

　このようなASD者を「創り出す」構造への注目とは別に，これまである種の「異常」として理解された特性をとらえ直そうとする動きもある．アメリカの科学ジャーナリスト，スティーヴ・シルバーマン (2015) は自閉症がASDへ変化するプロセスを膨大な資料に基づいて『自閉症の世界——多様性に満ちた内面の真実』 "NeuroTribes : The Legacy of Autism and the Future of Neurodiversity" を執筆し，自閉症の歴史をまとめると共に自閉的な性質をもつ人々が神経学的差異をもつ人として尊重されるべきであるという神経多様性の思想を強力に擁護した．この書籍はニューヨークタイムズのベストセラーに選ばれ，（また，英語で書かれた最も優れたノンフィクション作品へ贈られるサミュエル・ジョンソン賞（現在は The Baillie Gifford Prize for Non-Fiction）を受賞するなど，）社会的にも大いに注目された．社会学者である竹中均 (2008) は自閉症児の父親でもあり，『自

閉症の社会学——もう一つのコミュニケーション論』のなかで，日本で先駆けて ASD 者のふるまいやありようを社会学の理論を用いて相対化しようと試みた．また社会学者の立岩真也 (2014) は，ASD 者がしばしば診断を受けて安心することについて，社会生活において「不都合」が生じた際の自責が過剰な社会があるからこそ一定の免責を可能にする診断を求める動きが生じるのであり，責任を問う社会自体の構造を問い直すべきであると主張した．これらの研究は，ASD 者と非 ASD 者との関係や，非 ASD 者というマジョリティで構成された社会におけるマイノリティとしての ASD 者のありようを論じたものであるといえる．これらは現実的にどのように，あるいは，どの程度対処されるかは別として，知識・理念のレベルでは神経多様性の思想の下で ASD 者と非 ASD 者の対立は緩衝され，ASD が単なる「異常」として扱われていた時代と比較して，一定の包摂が可能になったといえるだろう．

　ASD 者と非 ASD 者の対立構造があるなか，新たに生じてきたのは ASD 者同士の論争である．ASD のグループには様々な状態の人が含まれ，そこには神経多様性の理念に基づいて自分の正常性を尊重してほしい人もいれば，ASD の性質を疎み，可能であれば「治療」してしまいたいと感じる人もおり，「治療」をめぐる姿勢に葛藤がある．また，自閉的性質の正常性を主張する際に自閉症文化（Autistic culture）が持ち出されることがあるが，この「文化」の担い手になれるのはいわゆる「高能力」な ASD 者のみであり，「低能力」な ASD 者はなれないという主張 (Jaarsma & Welin 2011) も為されるなど，あるべき ASD 像をめぐって ASD 者間での抑圧も起きている．たとえば，オーストラリアの心理学者で ASD 運動家でもあるジャクリーン・ハウティング (2018) は神経多様性へ寄せられる批判を概観し，神経多様性が急速に広まったために多くの誤解に基づいた議論が展開されていると主張している．つまり，「すべての神経学的差異を尊重する」という神経多様性の基本的な理念は浸透しているが，どのような実践が望ましいのかは ASD 者にとっても困難や混乱を引き起こしているのが実情である．

　先行研究の多くは自閉症が ASD へ変化するまで，あるいは神経多様性の成立までを中心に描いているため，神経多様性の概念が登場してからの ASD 者内部での論争について言及は多くない．近年出版された自閉症をテーマに書か

れた書籍のレビューを行ったイギリスの社会学者グレゴリー・ホリンは，親の目線から自閉症の変化をとらえようとすると，「アイデンティティとしてのアスペルガー」を「社会運動としての神経多様性に結びつけることはほとんどできて」おらず，「親の視線には，近年の自閉症に何が起こったのかがまったく見えないようだ」(Hollin 2000：10) と，非発達障害者の立場を中心に自閉症史を解釈しようとすることは，神経多様性への理解において限界があると主張した．また，近年の ASD に関する著作物は「専門的知識と無知，科学的知識と一般的知識の境界線が頻繁に引き直され，破られ，横断されてきたため，自閉症に関していえば，その区別はますます意味を失って」おり，「自己活動家（self-activists），親，慈善団体が自閉症の状態と理解を形作る能力——私が別の場所で表現したように，歴史を書くことと作ることの両方 (Hollin 2017a)——そしてそれを学会の内外から行う能力は，現代における自閉症の決定的な特徴の一つである」(ibid.：2) と述べている．そして，「現在，自閉症の物語が語られているのは，このような絡み合いや交わりのなか」であるという．

　本研究もまた，現在の自閉症をめぐるポリティクスをとらえるために，専門家による自閉症論と自閉症者本人による自閉症論に関する資料を横断的に分析する．

5．本研究の構成

　本研究の構成は以下のとおりである．

　第1章では，医学分野の自閉症論をイギリスの精神科医であるウィングの業績を中心に分析する．ウィングは1979年にロンドン南東部で疫学研究を行い，カナーが報告した典型例以外にも，対人交流の障害を表す他の疾患を視野に入れた，対人交流の「質」に基づく自閉症の分類を構想した．そして1981年に，自閉症児と同じ特徴をもつものの，知的・言語障害のない人々を含む診断として，アスペルガー症候群を提唱した．1960年代から1970年代にかけて，自閉症児とその家族のコミュニティは，冷たい母親の養育の失敗によって我が子が自閉症になったという冷蔵庫マザー言説に悩まされていた．研究者であると同時

に自閉症児の母親でもあったウィングは，英国自閉症協会の副会長として，親の責任の解除，自閉症児の教育・福祉の権利獲得のために，精力的に活動した．この時代は，それまで加害者とされていた親を自閉症児の協力者という立場へ移行させたほか，アスペルガー症候群を含めた自閉症のスペクトラム化が行われ，診断定義が大幅に変更されるなど，自閉症史における大きなターニングポイントである．したがって，先行研究におけるウィングの評価も踏まえつつ，これ以降の章の議論に向けた整理を行う．

第2章では心理学分野での ASD 研究を論じる．具体的には心理学分野の ASD 研究を切り拓いたとされるイギリスの認知心理学者，サイモン・バロン＝コーエンの研究の変遷を分析する．バロン＝コーエンは1980年代に，心理学的な実験を通じて，自閉症者が他者の意図を読み取り次の行動を予測する能力，「心の理論」（theory of mind, TOM）が生まれつき障害されていることを示し，このことが自閉症の中核的な特徴であると主張した．このときバロン・コーエンが行った検査は，自閉症児と定型発達の児童を分けるための「リトマス紙」といわれ，この研究とそこで生まれた説明は，心理学分野だけでなく，医師や保護者，教育者など ASD 者と関わる人々や，ASD 者本人の自閉症理解にも影響を与えた．先行研究の多くは，バロン＝コーエンの業績のなかでも，最も初期の研究を中心に取り上げているが，本人はその後も研究を改訂している．そして，最初は ASD を生まれつきの認知能力の障害と論じていたが，段々と「自閉的特徴」と呼ばれるものが認知の偏りに過ぎず，直ちに障害とは呼べないという風に段々と立場を変更していった．このような変化には，自閉症のスペクトラム化によって，バロン＝コーエンの研究対象が知的・言語障害を併発した自閉症児から，自閉的な特徴をもちながらも自立した人々が加わったことが重要であったことを，資料の分析から明らかにする．

第3章では自閉症の医学的研究と心理学的研究の差異を，「認知」と「社会性」という言葉の用法に着目して明らかにする．この「認知」と「社会性」という言葉は，医学の分野でも心理学の分野でも ASD の特徴を説明する際に非常によく使用される．しかし，それぞれの研究者が「認知」という言葉を実際にどのような能力を想定して使用しているか，あるいは，「社会性」がある状態，ない状態がどのようなものかは，各分野で大幅に異なっている．この章で

は医学分野と心理学分野の重要な研究を取り上げ，同じ言葉の内実の違いを分析することで，各分野および各アクターの障害観のずれに着目する意義を提示する．

　第4章以降では1980年代から2000年代を中心に，いわゆる「高能力」なASD者本人によって展開された自閉症論を分析する．ASD者本人によって書かれた手記は，1986年に，アメリカのASD女性，テンプル・グランディンが執筆した『我，自閉症に生まれて』が世界で初めてだといわれている．それまで自閉症といえば，1988年に公開された映画『レインマン』で描写された，暗記能力や計算能力が高いものの相互交流に難があり，最終的には施設で暮らさざるを得ない人のイメージだった．しかし，グランディンの手記が出版され知られたことで，自閉症者が豊かな内面をもつだけでなく，支援があれば自立し社会で活躍できる可能性があることが示されるなど，ASDのイメージアップが図られた．ハッキングは，グランディンによって，定型発達者社会に向けてASD者が自分自身の世界観を語るための言語が生産され，多くのASD者がその遺産の恩恵を受けたと主張している．これ以降，ASDの診断を受けた人がさまざまに自己の体験を語るようになり，多様なASD像が時代とともに提示され，また，ASD者から見た定型発達者のイメージも語られるようになった．この章ではグランディンの手記を取り上げ，ASD者本人が語る初期の自閉症論がどのようなものであったかを提示する．

　第5章では1991年に世界で初めてASD者のためのセルフ・アドボカシーグループANIの創設者の1人であるジム・シンクレアの著作物を分析する．シンクレアは，定型発達者の親がASDとして生まれた子どもの存在を悲しんで否定しており，しばしば子どものためという善意に基づいてASDの特徴を減らすことを目的とした抑圧的な教育や支援が行われていることを指摘した．そして定型発達者にとって「自然」に感じる方法や素朴な前提を押し付けようとする保護者や社会と激しく対立することも厭わずに異議申し立てを行った人物である．特にシンクレアは，自閉性を障害ではなく自身の強みとして見るよう促す積極的な立場を取り，そのテキストはASD者たちのセルフ・アドボカシー運動の起点と認識されている．シンクレアの著作物の分析から，ASDは「違い」であって「劣っている」わけではないという主張を，障害学分野の議

論を援用しつつ整理し，また，シンクレアによって行われた定型発達者のもつコミュニケーションに関する規範への批判を検討する．

第6章では，このように自閉症のスペクトラム化および本人による発信の充実を経て起きた社会運動である，神経多様性（Neurodiversity）について論じる．神経多様性は，1999年にASD女性で社会学者のジュディ・シンガーによって提唱された，生まれつきの神経的差異は，人種やジェンダーのように尊重されるべきであるとする，概念および社会運動である．このような動向に付随して，1990年代以降，ASD者によって自閉性と呼ばれる特徴を自閉症文化（autistic culture）と呼び，同性愛やろう文化などと同様に，脱病理化しようとの主張がなされるようになった．これは，自分の特徴に自信や誇りをもとうとするセルフ・アドボカシーの一環であり，そこで想定されるASD者とは，コンピューターなどを使用してインターネットに接続し，テキストベースの交流に参加できる人々である．シンガーも環境を適切に調整したり周囲の人が理解を示したりすることで，よりASD者の多くが社会に参加できるという見解を支持する一方，ASDは生得的な器質的差異によって生じるという前提を採用しているために，生まれつきの傾向や本人の限界もあることを認めざるを得ない問題に直面する．また，シンガーはASD者で，母と娘もまたASD者であることから，単に定型発達者の親によって抑圧されるASD者の子どもというような関係性だけでとらえる事には限界がある．このような経験の差異から生まれるシンガーのASD論を分析し，抑圧する定型発達者対抑圧されるASD者というような二元論の限界と，スペクトラムというあいまいさや両義性のなかに進んで留まる意義を見出す．

結びにかえてでは各章で行った考察をまとめ，自閉症からASDへと変化していくプロセスと，ある種の思想的到達点としての神経多様性の特異性，そして今後の課題について総合的に論考する．

第 1 章

医学的な自閉症論

── 早期幼児自閉症から自閉症スペクトラム障害へ ──

特定の人が自身の「問題」を「自閉症」に関連するものである
と語り，異議を申し立て，理解を求めることができるように
なったのは，今必要な助けや教育を受けられずに生きている人
たちを，より多く社会のなかに位置づけ支援しようとした，
ウィングと親たちの執念の成果なのである

自閉症児の親として自閉症を研究した人

　本章の目的は，今後の議論の対象となる自閉症スペクトラム障害がどのように成立したのかを，ウィングの研究を中心に整理することである．

　自閉症研究はレオ・カナーが1943年に執筆した「情動的交流の自閉的障害」の論文で，11例の子どもたちの症例を報告したことに始まる．カナーは子どもの共通点を「極端な自閉性，強迫性，常同性，そして反響言語の組み合わせ」(Kanner 1973＝2001：53) と表現し，これらの子どもたちは「普通なら皆もつことのできる人々との感情的接触が生来的に形成できない」(ibid.：55) と述べた．その後，1967年に児童精神医学者であるマイケル・ラターが63名の子どもを5-15年に渡る追跡調査をもとに，自閉症児の特徴は「脳疾患によるものではなく，脳成熟の発達遅延によるものであった可能性」(Rutter 1967：1178) を示唆したことで，自閉症は精神疾患ではなく発達上の問題と認識されるようになった (髙木・石坂 2009, 石坂 2010など)．特に診断基準の点では，1980年に出版されたDSM-Ⅲで「幼児自閉症」が「広汎性発達障害」の下位項目として登場し，1994年に出版されたDSM-Ⅳでは知的・言語障害を伴う「自閉性障害」と知的・言語障害のない「アスペルガー障害」が分けて記載された．そして2013年に出版されたDSM-5では「神経発達障害群」のカテゴリーで知的・言語障害の有無にかかわらず自閉的特徴という共通点で「自閉症スペクトラム障害」として統合された (Shorter 2005＝2016：116-7)．

　診断基準が変更されることは，それによって何らかのカテゴライズを受ける人々が変わるということである．社会学分野ではこれらの変動に着目した研究が盛んに行われてきた．社会学者のエヤルらは，自閉症に関する英語圏の出来事を通史的に分析し，近年の急激なASD者の「増加」は，「1960年後半に始まった精神遅滞の脱施設化」に端を発しており，特定の子どもを精神遅滞児として保護施設へ収容することから，「未分化の「非典型児」」として「地域での治療，特別教育，早期介入プログラム」(Eyal et al. 2010：3) などを用いて訓練することが重視されるようになったことで生じたものであると主張した．当時，精神遅滞児と見なされることは，将来社会のなかで他者に貢献する可能性が低い

として教育等の「投資」の対象から切り捨てられることを意味していたが，自閉症は早期の介入によって成長が見込めるという言説のために，親にとって「自閉症はよりあいまいで，漠然とした希望の余地を残している」(ibid.：40) ことから，精神遅滞よりも好まれるラベルとなったのである．

　歴史学者のエヴァンスも自閉症史を分析し，エヤルらと同時代を扱いつつ，特に診断基準の変更に伴う「自閉症」の言葉の内包するイメージの変化に注目した．エヴァンスによれば，「自閉症」という言葉は「1911年にドイツの精神科医であるオイゲン・ブロイラーによって，統合失調症の最も重篤な症例の症状を説明するために作成され」(Evans 2013：4)，空想を好み現実から逃避する傾向を指すものだった．しかし，1960年代以降は，「自閉症」の特徴として，児童がごっこ遊び等の空想しないことが挙げられるようになった．「1950年代の「自閉症」は幼児の過度の幻覚と幻想を指していたが，1970年代の「自閉症」は無意識の象徴的な生活の完全な欠如を指していた」(ibid.：4) のである．特に1960年代から70年代にかけて自閉症児を幼児期の統合失調症と区別することを目的に，統計を導入した調査が多数実施され，それらは「いずれも幼児の幻覚的思考の可能性を排除するものであった」(ibid.：18)．ラターを中心とした当時の研究者は，調査者の恣意的な解釈の混入を避けるべき事態と考え「子どもが幻覚的な考えを音声で表現しない限り，幻覚を体験しているとは考えられないと主張」(ibid.：18) するようになり，以降，子どもの言語への注目が高まっていった．そして，自閉症が児童の言語的な発達の問題として位置づけられることで，自閉症の出発点となった精神疾患や幻覚といった要素から離されていく．「児童精神医学における統計的および疫学的方法の導入後の最も重要な進展は，行動，コミュニケーションおよび認知のカテゴリーの拡大と，児童の幻覚および幻覚の概念の事実上の消失」(ibid.：26) へつながり，「統計的方法論と疫学研究は，人間関係を考えるためのまったく新しい方法をもたらし，それはますます支配的になっている」(ibid.：25) と主張するなど，エヴァンスは自閉症というカテゴリーが絶えず激しく変化してきたことを指摘している．

　ASD というカテゴリーとそのカテゴリーに含まれる人々の相互作用性を提示したのはハッキングである．ハッキング (2007) は「分類が分類された人々と相互作用する」状態を「ループ効果」(Hacking 2007：285) と呼んだ．そして ASD

というさまざまな能力の人が含まれる診断カテゴリーのなかでも，「高機能」と呼ばれる人々の層が，ある段階で一際「拡大」した流れに注目し，次のように記述した．

　　そのような方法で自分自身を認識した最初の人たちは，最初に自閉症と診断され（1943年以前は不可能），それからやや謎めいた「回復」をした．彼らはそこから成長し，社会的スキルを身につけ，他の人々が何を考え，感じているのかを理解できるようになり，何らかの解釈（literalness）への強迫観念を克服し，あるいはとにかく問題なく生きていかなければならなかった．これはループ効果であり，自閉症と診断された少数の人々は，自閉症の概念そのものを変えるような形で発達した．彼らは高機能自閉症者のアイディアを生み出した．(ibid.：303-4)

　　このような「回復した」自閉症者がいた場合，自閉症と診断されたことのない他の成人が，たとえ子ども時代がそれほど悪くなかったとしても，同様の困難を抱えていると見られる可能性がある．彼らは自分自身をそのように見ることができた．『それは私だ！』自分自身を体験するまったく新しい方法が生まれた．したがって，高機能自閉症者のクラスは急速に拡大した．(ibid.：304)

　一度自閉症と診断されたが「回復」した人々が自分の体験について語ることで「高機能自閉症」に関する知識が増えて広まり，その体験を読んだ人が自分を「高機能自閉症」だったと見るようになることでそのカテゴリーに当てはまる人々が増えていく，ASD はそういった相互作用を伴う渦のなかにある．

　上記の研究の変遷や診断基準の変更のなかでも，自閉症の「拡大」を最も促進したのは「スペクトラム化」であるという認識は先行研究でも一致している．そして本章ではそのスペクトラム化へ大きく関与したウィングの著作物を，特にウィング自身が自閉症および自閉症者をどのようにとらえていたのかという視点から概観する．ウィングの ASD に対する貢献は先行研究（久保 2004など）でも高く評価されており，その軌跡が詳述されている．近年の ASD 者本人をも含めて展開される ASD をめぐる論争や権利運動が，ウィングが自閉症の概念

を拡張したあとに生じたものである以上，ウィングが設定したフレームの性質を理解しようとすることは，今後の議論を読み解く上で有用であると思われる．

1．ウィングの研究

　ウィングは1982年生まれのイギリスの児童精神科医で，ロンドンのユニバーシティ・カレッジの医学部を卒業した．世界的に著名な自閉症研究者であると共に，生まれた娘は自閉症であることから自閉症児の母でもある．ウィングはもともと「成人の精神障害の薬理学に関する研究」をしていたが，1960年代半ばから自閉症研究に着手し始め，特に疫学研究へ注力した（久保 2004：4）．

1-1. 典型的でない自閉症の示唆
　1970年代に自閉症といえば，カナーが提唱した「早期幼児自閉症」を意味した．早期幼児自閉症は
①親に抱かれようとしないなどの生まれた時点から「人間関係から極端に離間している」（Kanner 1973＝2001：103），
②発話がないか発話があっても意味があるものではないなど「意思疎通のために言語を使えないこと」（ibid.：104），
③変化を嫌い，規則を好む「同一性保持への強迫的欲求」（ibid.：104），
④「人間との関係は乏しいか，あるいは全く欠けているが，巧緻な運動で物体を操作し夢中になる」（ibid.：104）など人よりも物へ興味を示す傾向，
⑤発話がある子どもならば優れた記憶力，発話がない子どもならばよい動作性があるなど「良好な認知能力」（ibid.：104）
という5つの特徴をもっているとされ，特に「極度の孤立と同一性保持への強迫的観念」が「あわせもつべき二つの病態識別的臨床像」（ibid.：105）と考えられていた．
　しかし，「子どもたちの親の話を10年にもわたってきいてきたことで，カナーの診断基準の経験的妥当性に疑問を抱いた末に」（Silberman 2015＝2017：441-2），

ウィングは新しい角度から調査を始める.

　ウィングとグールドは1979年に発表した「子どもの対人交流の重度の障害とそれに関係する異常性について——疫学と分類」を次のような書き出しで始めている.

　　　生まれつきあるいは生後数年以内に発症する重度の対人交流障害と, 話し言葉や身振りを含む言語発達の異常性と, 主として反復・常同的な活動からなる諸行動を呈する子どもについては, これまで多くの人が報告している. この種の障害と行動上の問題は, 〈児童期精神病〉, 〈児童期自閉症〉, あるいは〈児童期分裂病〉など, (不幸なことに) 様々な用語で呼ばれてきた. (Wing & Gould 1979＝1998：60)

　ウィングらは多くの「症候群」が提唱され,「おのおのの提唱者は特異的ととらえていたが, 共通する特徴を多く持っていた. 1つ以上の症候群の項目を併せ持つ子どももいて, 診断を困難にして」おり, それらをよりよく分類しようとする試みもなされてはいるものの「分類はとても満足できるとは言えない状態のまま」(ibid.) である. ウィングらによれば,

　　　問題点は, 群全体をさらに下位分類することにあるだけでなく, それを児童期の他の障害と関連づけることにもある. 特に対人関係の異常と言語発達の異常と常同行動は, 管理上精神遅滞と分離された子ども——とりわけ知能指数が50以下の子ども (英国では重度遅滞と定義される) の中にも見いだされうる. (ibid.)

　つまり, 自閉症の特徴は知的障害児にも重複していた. さらに, 異常を示す子どもの多くは知的な問題があったが, そのなかに正常な知能の子どももいる状況だった. そのためウィングらは

　　　先に論じた障害や異常行動の1つ以上を示す子どもの疫学的調査を実施することにした. 対象者は器質的障害や聴覚障害や視覚障害などを合併しているか否かにはかかわらず, さらに知的水準や発症年齢にはこだわらずに, 特定地域内の, 一定の年齢の子ども全員である. (ibid.：60-1)

と，大変広範な調査を行ったのである．調査の対象は親がロンドン南東部の旧キャンバーウェル区に居住している，1970年12月31日の国勢調査の日に15歳以下の子どもで，すべての子どもがキャンバーウェル地区の何らかの福祉サービスを受けていた．914人の子どものなかから，132人の子どもが次の2つの基準のどちらかまたは両方を満たすために選ばれた．

> 　1つ目の基準は，知的水準の移管によらず次に示す項目の少なくとも1つ以上を有する場合である．(a)対人交流，とりわけ子ども同士の交流の欠如あるいは障害，(b)言語および非言語の発達の障害，(c)いかなる種類のものであれ反復・常同的活動（これらは，次の「行動変数」のところで定義する）．
>
> 　2つ目の基準は，行動パターンや障害の如何によらず，正式の検査あるいは学力検査において重度遅滞の範囲にあること．ただ1つの例外は28人の移動不能な子どもたちである．この子どもたちは，補助なしでは歩行できないので，異常行動の出現可能性が限られているために除外した．
> (ibid.：61)

　そしてウィングらは選定された子どもたちの状態をさらに詳細に調べた．子どもの「問題行動」を評価する際には次の定義を用いた．

　1つ目は，対人交流の質について．この項目ではさらに4つの特徴に分類された．

a.「対人関係に非常に重い障害」があり，子どもは「大人との接触の純粋に社交的な側面には全く関心を示さず」，特にその傾向が他の子どもに対して強く見られる「対人的無関心」．

b.「自発的には人に接触しようとはしないが，人からの接近は愛想よく受け入れ」る「受動的な交流」．

c. 自発的にかかわりをもとうとするものの「かかわり方は不適切で」，「相手の欲求や考えに対して何の関心も感情ももたない」，たとえ相手が嫌な顔をしていてもしつこくして困らせるなどをする「積極的だが奇妙な交流」(ibid.：62)．

d.「対人交流が精神年齢に見合って適切」で，「大人に対しても子どもに対しても，人との接触それ自体を楽しみとしている」，「適切な交流」．これらの子

第1章　医学的な自閉症論　　21

どもたちは調査のなかでも少なく「その多くは移動不能で，その精神年齢は非常に低かった」一方，部屋に誰かが入室した時点で他者に注意を向け，コミュニケーションに参加しようと努力する様子が見られた (ibid. : 62-3).

2つ目は，ことばの使い方の異常性について.

これはa. 話し言葉がない，b. 即時反響言語あるいは遅延反響言語（いわゆるオウム返しやエコラリアで，相手の発言をそのまま繰り返すこと），c. 代名詞の逆転（"私"や"あなた"の用法の間違いなど．自分が水を飲みたいときに「あなたは水が欲しいの？」と言うなど），d. 単語や句の特異な使い方の4種が主に見られた． (ibid. : 63)

3つ目は，象徴的・想像的活動の異常について．これはa.「ふり遊びも含めて，象徴的，想像的活動がまったく見られない」，b.「反復的で常同的な象徴的活動」の有無で判定される.

4つ目は，全体的な興味のパターンについて．これは子どもの「あらゆる種類の反復的，常同的な行動」のなかからさらにa. 興味のパターンが限定され大人の監督や指示を受けた場合にのみ他の行動も行う場合，b. 興味のパターンはある程度限定されているが，「監督がなくてもある程度は建設的」の2つに分けられた (ibid. : 63).

こうした基準に照らして，児童に関するデータができる限り詳細に記録された．そして対象の児童は「対人交流可能な重度遅滞群と対人関係障害群とに分けることができた．後者はさらに2つの独立した方法，すなわち対人交流の質と，古典的な早期児童期自閉症の病歴の有無とに基づいて，下位分類することができた」(ibid. : 66).

その後，ウィングらは各郡と各下位群の相関関係を調べた．まず，対人障害のある子どもと対人交流可能な重度遅滞の子どもを比較して，

> 対人関係障害群の事実上ほとんどの子どもが，話しことばを持たないか反響言語であり，象徴的活動が見られないか，あっても反復的なものに限られており，さらに，興味のパターンはまったく反復的なものか，部分的に反復的なものであった．一方，対人交流可能な重度遅滞群では，このような項目は極めて低い割合でしか見られなかった． (ibid. : 66)

と，知的障害があることは言語の障害や常同行動へはつながらないことを発見した．

続く「対人関係障害をもつ子どもを分類する方法の比較」(ibid.: 67) では，対人関係障害の程度の違いはあっても，過去に典型的な自閉症と診断された子どもと，されていない子どもの両方がいた．特に，「無言語と常同・反復的な活動とは，無関心な群の特徴であり，他方，対人交流が受動的な子どもと奇妙な子どもとは，建設的な活動もいくらかはするものの，多くは反復的な象徴的行動を示しがちであった」(ibid.: 68) などと傾向を記している．また，「器質的疾患のタイプは，対人関係障害の程度と非常に有意に関連していたが，典型的な自閉症の病歴とは関連が」なく，「受動的な群と奇妙な群とでは，はっきりした器質的疾患が見つからないケースが大部分（約 3 分の 2）を占め」(ibid.: 69) る傾向も見つかった．

ウィングらは対人交流の質に着目した調査を行い，その結果，特に「対人関係障害の程度に基づく分類法は，典型的な自閉症の病歴の有無に基づく分類法よりも，行動学的・心理学的・医学的変数とは統計的に有意な相関関係を示した」(ibid.: 69) と報告し，対人交流に着目することで典型的な自閉症の特徴以外の要素で児童の「障害」をとらえ得る可能性を示唆した．また，

> 対人関係障害の下位群は，典型的な自閉症に見られる 3 つの言語症状と行動の異常に関しては，有意な差は認められなかったが，測定したその他のあらゆる認知変数や行動変数，関連する器質的疾患の種類に関しては，有意な差が認められた．(ibid.: 70)

というデータも示しつつ，対人交流の質の視点から眺めると，「対人的無関心」・「受動的な交流」・「積極的だが奇妙な交流」の子どもたちは「それぞれ別個の実体というよりは，むしろ重症度の異なる一つの連続体をなしていると考えられる」(ibid.: 71) と，表れ方は違うものの対人交流の障害をもつグループとしてまとめられる可能性を示した．このときの「連続体」という表現は，今日用いられるような定型発達者との連続性を含意するものではなく，あくまでも「対人交流の障害をもつ人」のなかでの連続性を指すものであることに留意する必要がある．

ウィングらにとって，カナーの示した自閉症の特徴に基づく診断は信頼性がある一方，ウィングらが示した「相互的対人交流の障害は，研究対象地域内の15歳以下の子ども10,000人につき21.1人の割合で発症していた」が，そのなかで典型的な自閉症の診断を受けていたのは4.9人に過ぎなかったことから，「児童期自閉症を特定の疾患と見なすことの有用性には疑問が投げかけられる」(ibid.：72) と主張した．そして，

　　　この分野で最大限役に立つ分類システムを構築しようとするなら，対人交流の障害に関係するあらゆる疾患を考慮する必要がある．単にカナー症候群や，たとえば対人交流に無関心な子どもといった特定の下位群のみを研究しても，そこから得られた結論を一般化するのは難しいであろう．(ibid.：72)

　上記の表現には，カナーの示した典型的な自閉症は，対人関係障害の表れの1つに過ぎないとするウィング独特のアイディアが垣間見える．この調査は自閉症「拡大」の発端としてよく知られているが，それはウィングが対人関係の「質」に注目し，特に調査のためにコミュニケーションの「質」を定義したことで，カナーが提唱した，生まれながらに他者との交流を極端に拒むという自閉症像に，受け身的な交流と積極的だが奇妙な交流のイメージが加わったからである．

1-2. アスペルガー症候群の提唱

　上記の疫学的調査の2年後，ウィングは「アスペルガー症候群——臨床的知見」で，カナーの報告とよく似た症例報告をしたオーストリアの小児科医アスペルガーの業績を紹介し，自身もまたそれに倣った症例を紹介し，診断と分類について考察した．アスペルガーが報告した症例について，

　　　このパターンを Asperger は〈自閉的精神病質 autistic psychopathy〉と命名したが，この精神病質という用語は学術的には人格の異常性を意味する．これは社会病質的な行動を伴う精神病質と一般には同義であるために，誤解のもととなった．そういうわけで，中立的な用語である〈アスペルガー

│　症候群〉の方が好ましいし，本書でもこれを採用する．（Wing 1981＝2000：103）

と，呼び名を変更することを論文の冒頭で宣言した．ウィングはアスペルガー
症候群を採用する利点を次のように説明する．

　　このような障害の原因が分かるまでは，自閉症の特徴を示すが，文法的
　　に話すことができ，対人的にも無関心ではない子どもや大人の問題を説明
　　する際に，アスペルガー症候群という用語は有用である．親・教師・職場
　　の上司たちは，このような人に戸惑う．自閉症の人はことばを喋らず，対
　　人関係からはまったく引きこもっているものだと考えているので，自閉症
　　という診断を信じることができないからである．アスペルガー症候群とい
　　う診断名を用い，Asperger の臨床報告を紹介することは，微妙だが重大な
　　知的機能の障害があり，きめ細かい処遇と教育とを必要とする問題が現実
　　に存在するのだということを関係者に納得させやすくなる．（ibid.）

　このように，典型的な自閉症の診断の対象や診断のイメージがあまりに狭い
ため，実生活で困っている子どもやその関係者の受け皿になることができない
状況に対し，アスペルガー症候群の枠組みから眺めることである特徴をもつ
人々が受け入れられやすくなるとウィングは考えた．1979年の調査ではカナー
が提唱した典型的な自閉症ではないが対人交流の障害をもつ子どもを発見した
ウィングは，この論文でプラグマティックな議論を行おうとしていたのだ．
　まずウィングは論文で，アスペルガーが用いた症状の説明を 7 つ紹介した．
①話し言葉の発達は正常な子どもと変わらないが，歩き始めるのが遅く，言語
的な障害が見られること．②感情表現に乏しく，身振り手振りは乏しいか大袈
裟で，ボディランゲージの類がうまく読み取れないなど，話し言葉以外のコ
ミュニケーションの障害．③「おそらく最も明瞭な特徴」である対人交流の障
害．「彼らの対人行動は愚直で風変わりである．自分の問題点に気づいている
人もいるし，それを克服しようと努力するひともいるが，そのやり方は不適切
であり，成功はおぼつかない」(ibid.：104)．人間関係に対する「直感的な知識」
(ibid.) がなく，特に異性との関係においてはぎこちなさが顕著で，時に警察沙
汰や引きこもりなどに至る場合もある (ibid.：104-5)．④「反復的な活動と変改に

第 1 章　医学的な自閉症論　　25

対する抵抗」(ibid.: 105). ⑤身体を使った動きや運動が苦手であるなどの, 協調動作の障害. ⑥障害だけでなくある種の特殊な「スキルと興味」(ibid.) をもっており, 相手の興味を無視して延々とそれについて話すことができるが, 意味を理解しているわけではない. ⑦対人関係の障害と特別な興味関心が合わさった結果, 変人と見なされ, 学校でしばしばひどくいじめられる. 時には才能を評価されることもある. 他人との差異に気づいた人は, 自分への批判に敏感で, 「精神的にもろく, 未熟であるという印象を与えるので, それを悲しく思う人もいれば腹立たしく思う人もいる」(ibid.).

　ウィングは上記のアスペルガーの報告に対し, 2点反論している. まず, アスペルガーが観察した言葉の発達が早いという特徴は, ウィングによれば, 調査した子どもの半分は通常の時期に歩き始めるが言葉が出るのが遅く, もう半分の子どもは言葉は早く発したが歩き始めるのは遅く, 1名のみ発語も歩行も正常だった. 何より, 言葉が巧みであるように感じられても, 「十分に時間をかけ注意深く観察すると, 話の内容は貧弱で, 多くは他の人の話や本の中の不適当な模倣であることが分かった (No. 3). 用いる言語は機械的に習得したものだという印象を受ける」(ibid.: 106) と, 内容の不自然さを指摘する.

　さらに, アスペルガーは自分の研究対象者を「彼らが選んだ分野では独創的で創造的な能力を持っている」と評価していたことについて, ウィングは

> 　彼らの考え方の特異な点は, 所属する文化の常識的態度を受け入れる普通の人々なら考えそうにもないような話題を, 自分の論理のつながりの出発点として選ぶという傾向から出てくるものである. たいていその結果は不適切なものとなるが, 時たま問題への新しい洞察が授かることがある. (ibid.)

と, 一部のユニークさとそれが生み出す貢献の可能性を認めつつも, 「特殊な能力は主として機械的記憶力に基づくものであり, 根本の意味についての理解力は低い」(ibid.) など, 手放しで評価はしていない.

　同時に, ウィングは, 自閉症協会のつながりから特殊なスキルを活用して一般企業へ就労している自閉症者がいるが論文には含めていないこと, また, 自分が論文で取り上げた症例がクリニックへの照会が必要になるなどの健康上・

社会適応上の問題を抱えていた人であることから「本稿で取り上げた症例は，おそらく障害の重い症例に偏っているであろう」と注意書きもしている (ibid.).

アスペルガー症候群の人々の予後については，アスペルガーが「ほとんどの者が特殊スキルを活用して就職できるほど良好な発達を遂げる」可能性があり予後は良好と見なしていたことや，特殊な才能を活用して科学や数学などの分野で特別な成果を残したことを報告している (ibid.：106-7) ことに触れ，ウィングは

> 最終的に達成される適応の程度は，使えるスキルの種類とレベル，さらに本人の気質に関係しているようである．アスペルガー症候群の人が社会的に自立するためには，身辺処理が上手にでき，賃金労働で活用できる特殊な能力があり，性格的に柔軟であることが必要となる (ibid.：107)

とまとめた．疫学の点では「大規模で綿密な疫学調査はまだ行われていないので，アスペルガー症候群の正確な有病率は不明である」としながらも，前述の1979年に行った調査の際に「2人の子どもに（10,000人当たり0.6人）アスペルガー症候群の特徴をほとんど認めた」(ibid.：107) ことを記している．そして，1979年の調査対象者は紹介を通じて集められた各教育・福祉サービスの利用者だったため，「普通校に在籍し，教育・福祉・医療サービスを受けていない子どもは発見できなかった．前述した典型的なアスペルガー症候群の有病率は過小評価であることはほぼ確実である」(ibid.) と，潜在的なアスペルガー症候群の人々はもっと多いと考えていることを示した．ウィングは1979年の時点で，カナーの提唱した古典的な自閉症が対人交流の障害の一部でしかないと主張して診断の枠を広げたのだが，アスペルガー症候群は潜在的な該当者をさらに拡大するものであった．

そしてウィングは，アスペルガー症候群がどのように他の診断から鑑別され得るかについて，まず「人格の正常個人差」に言及した．ウィングもコミュニケーション能力や運動能力が個人ごとに異なっていることや，自立している多くの人が何かに没頭したり夢中で収集したりする趣味があることは認めている．アスペルガーがこの自分の「内的世界」へ没頭する力が「創造的な芸術家や科学者」には重要な能力だと評価していたのに対して，ウィングは「アスペル

ガー症候群の人々と複雑な内的世界を持っている正常人との違いは，後者が時には双方向性の対人交流を適切にこなすことができるのに対して，前者はそれができないことにある」(ibid.: 109) と，それが「正常」といえるかどうかはコミュニケーションの成否で区別すべきであると論じた．あるいは「正常人の場合，その人の内的世界がいかに凝ったものであっても，自らの社会経験から影響を受けるのに対して，アスペルガー症候群の人は外部世界での人づきあいの影響からは切り離されているようである」(ibid.) とも表現していることからも，ウィングが双方向性の高いコミュニケーションを重視していることがうかがえる．そしてこのような人たちの存在を，ウィングは次のように述べている．

> 世間にはアスペルガー症候群だと言える人がいるということはあり得る話である．なぜならそういう人は，アスペルガー症候群の特徴に関して正常連続体の最もアスペルガー症候群寄りの端の方に位置する人だからである．
>
> たとえアスペルガー症候群が正常連続体の中へつながっているとしても，問題がとても甚だしくて，正常個人差ではなく明らかに病理的なものとして説明する方が妥当であると考えられるケースは少なくない．(ibid.)

ウィングは，アスペルガー症候群の特徴が最も軽微な場合には，「正常」な人々に限りなく近いというアイディアをこの論文で明らかにしている．同時に，「問題」が大きな場合には，その人は「変わった人」ではなく「異常」と見なすことが適切であることも主張している．アスペルガー症候群は「正常範囲内の奇人変人や別種の臨床像と連続的につながって」おり，「基礎病理がもっと明確になるまでは，正確な境界線を引くことはできない」(ibid.) と判断を保留した．

またウィングは，アスペルガー症候群と早期児童期自閉症との連続性についても考察している．アスペルガーがアスペルガー症候群とカナーの早期幼児自閉症の類似性を認めつつも，アスペルガー症候群は人格特性であり，自閉症は精神病性として両者を別物であるとしたことについて，ウィングは資料を読んだ末に「両者に若干の違いはあるものの，類似点の方が多い．違いは障害の程度から説明できよう」(ibid.: 111) や「実際には区別が正当だと言えるほどには

2群に分かれるものではない」(ibid.:112) と，アスペルガー症候群と典型的な自閉症の連続性を提示したのである．

　ここでアスペルガーの見解も含めて自閉症と統合失調症（精神分裂病）との区別が問題になるのは，自閉症と精神医学知との関係がある．19世紀にエミール・クレペリンは「症状の詳細な記載と経過による病的状態の分類」(石坂 2010:112) に基づいて精神医学の分類体系を成立させ，「①統合失調症を，他の原発性障害の終末期の帰結ではなく，独立した疾患として分離したこと，②ある時点における臨床症状というよりも，その転帰（経過）をもとにして疾患を確立したこと，③精神医学の主要な疾患単位として「早発性痴呆」（のちの統合失調症）と躁うつ病を立ち上げた」(Shorter 2005＝2016:225)．この分類は「よかれあしかれ精神医学の中ではしっかりと存在」(ibid.:226) した枠組みである．そして，「Kraepelin 自身が幼児期發症の dementia praecox（早発性痴呆：筆者注）があると述べて」おり，そこには「今なら自閉症と判断できる症例が含まれてい」(石坂 2010:112) た．そして，早発性痴呆は思春期に発症する病と考えられていたが，「次第に年齢を問わず，一群の同様の症状を示す概念へと変貌し」(ibid.) ブロイラーが提唱する統合失調症へ変化していく．1960年代に精神科医のラターの研究によって自閉症は認知障害であり発達障害であるという見方が生まれるが，「自閉」の表現自体がブロイラーの統合失調症の説明で用いた言葉の借用であることや，ブロイラーが「自閉が統合失調症ではない人々，とくに小児にも生じうることを認めている」(Shorter 2005＝2016:116) こともあり，「記述された臨床症状に基づけば自閉症は schizophrenia であると考える人がいても不思議」(石坂 2010:112) ではない時代背景があった．そのため，自閉症は精神病質（人格障害）なのか，アスペルガーの観察した自閉的精神病質は人格特性なのか，カナーの自閉症とアスペルガーの自閉的精神病質の関係についてなど，ウィングは分類について改めて言及する必要があったのである．

　そして，アスペルガー症候群を人格障害に分類することについて，それは可能であるしその意義も認められるだろうと前置きをした上で，ウィングは「当面は，実践面で有用な意義を持つとは思えない」(Wing 1981＝2000:112) と疑義を呈する．たとえば「精神分裂病は，アスペルガー症候群の人にも発症し得る」ため，「アスペルガー症候群と精神分裂病との間に特別なつながりを認めるよ

第1章　医学的な自閉症論　　29

うな確たる証拠はない」(ibid.) 以上，両者を関連させて考えることは益がない
と考えるからである．「この問題に関するもっと限定的な，しかしもっと生産
的な考え方は，これを認知と対人関係の発達のある面での障害の結果として考
えることである」(ibid.) と，アスペルガー症候群はまず対人関係の障害である
という持論を展開する．ウィングが1979年の調査から発見した子どもたちの問
題は

> 双方向性の対人交流の欠如あるいはその障害，話しことばによるものも
> よらないものも含めて言語の理解と使用の欠如あるいはその障害，真に柔
> 軟で想像的な活動の欠如あるいはその障害であり，これは対象範囲の狭い
> 反復常同的な興味の形である．(ibid.)

という共通の「3主徴」(ibid.) に集約される．その表れは各子どもによって異
なり，ウィングの調査では「このひとまとまりの障害を持つ子ども全員の調査
から，ごくわずかの者が Asperger の報告に似ており，何名かが典型的なカ
ナー型自閉症」(ibid. : 113) であり，多くのそれに当てはまらないが何らかの
「異常」が見られる子どもたちの存在が浮き彫りになっている．さらにウィン
グは先行研究で報告された症例も参照したが，先行研究が提示した定義が精密
さを欠いているために症例について確定診断ができないか，あるいは症例が複
数の診断にまたがる可能性があって，

> 「どれか1つの診断カテゴリーに帰属させることができなかった」(ibid.)．
> 　したがって，総括的ではあるが満足にはほど遠い早期児童期精神病とい
> う名でひとまとめにした．これらをここで関係あるものとして考える根拠
> は，重症度にかかわらず言語と対人関係の障害の3主徴が生じる病態は，
> すべて対人スキルと知的スキルの問題を同じように伴うという点である．
> さらに，3主徴がある人は，皆同様の構造化・組織化された教育法を必要
> とする．ただし，教育の目標とその達成は最小限の身辺処理から大学の学
> 位まで様々であり，これは当人が持っているスキルに左右される．(ibid.)

と，3主徴が特定の診断に至らない人々に共通していることを主張する．そし
て，「この仮説は，主病因が共通していると言うものではな」(ibid.) く「3主徴

を生じるあらゆる病態が，共通して脳の機能のある面で障害を持っている」可能性を指摘するものである (ibid.)．その脳機能はこれまでウィングや先行研究が指摘してきた能力障害と関係しているが，ウィングはさらに

> あり得ることとして，これらのことがすべて1つの根本的な生得的能力に関係しているということ，すなわち積極的に経験を求めその意味を理解する能力である (Ricks & Wing 1975)．これに含まれることとして，他者をそれ以外の環境は区別し，特別に重要な存在だと認識する生得的能力があろう．この基本的スキルが減弱したり欠如したりすると，発達に及ぼす影響は深刻なものとなろう．あらゆる早期児童期精神病がそうである．(ibid.)

と，ともすると自閉症であることは，健やかに発達していくための根本的な能力の脆弱性へつながるものではないかと自説を展開する．いずれにせよ，ウィングは知的能力や対人交流能力に即して分類した方が「教育および処遇に関して実践的な意義がある」(ibid.) と主張した．

　ウィングはアスペルガー症候群の人々ができる限り発達するために「適切な処遇と教育」の重要性を強調しており，教育については「完全に子ども自身の気の向くままにさせることと，指示に従わせることとの間で，教師は妥協点を見出さねばならない．教師はまたアスペルガー症候群の子どもが同級生から絶対にいじめられないようにしなければならない」(ibid.：114) と論文内でやはり現実的な助言をし，うまく成長した青年は理解のある人に見守られて就労したことも記載している．

　1981年に執筆した論文は1979年の疫学的調査の内容を踏まえたものであり，ウィングの目的は自閉症という診断カテゴリーをより実際の人々のありようへ近づけていくものであったといえるだろう．1979年の調査では知的障害がある子どものなかにカナーが提唱した「対人的無関心」以外の対人交流の障害をもつ子どもを見いだしたが，1981年の研究では良好な言語能力をもち，人と関わろうとする意志があるものの，周囲の人が戸惑い何らかの手助けを必要としているアスペルガー症候群の人々に注目し，表れ方こそ違うがウィングとしては同じ対人交流の障害として見るべき「連続体」であると考えるようになっていく．しかし，くれぐれも重要なのは，この「連続体」概念はこの時点では現在

用いられるような定型発達者との連続性を含むものではない点である.

1-3. アスペルガー症候群から自閉性連続体へ

　本人のコミュニケーションの特徴および「質」の基準で知的・言語障害をともなう自閉症から知的・言語障害のないアスペルガー症候群の人々までを連続体としてとらえる障害像を提示したウィングは，以降の著作物で自身の学説を積極的に説明していく.

　1990年には「自閉症とは何か」のタイトルで，「自閉症の本質や原因，あるいは心理学的機能の発達障害の幅広い領域のどこに位置するかについて」(Wing 1990＝1997：11) を説明する論文を寄稿した. 基本的な自閉症の特徴を紹介した上で，1979年の調査を振り返り，社会性に関する障害を「この障害のタイプは，内気，神経症，剥奪状態あるいは行動のコントロールがとれないときに子どもに見られる社会的な問題とは，まったく異なるものであった」(ibid.：16) と自閉症の社会性の障害の異質さを強調する. 社会性の障害は前述のとおりさまざまに表現されることについて，

> 　このようないろいろな形の社会的障害は，互いに関連性がないように思われた. しかしそれぞれのタイプの間にはっきりした境界線はなく，個々別々のものというより一つの連続体を形成していた. さらに発達過程を通してみると，子どもの社会的相互作用はある型から別の型へ移行しうることが追跡調査からわかった. (ibid.：17)

と，これらの特徴が明確に分けられる，固定的なものではなく，あいまいで移ろいやすい面を強調している. ウィングはこれまでの研究の結論を「もっと公式化していえば，社会的障害は発達障害であり，その異なった発現の仕方は，症候群として命名されているかどうかにかかわらず，すべてここで「自閉性連続体」(autistic continuum) と呼んでいる関連障害のスペクトルの一部分である」(ibid.：20-1) と記しており，1990年の時点で「連続体」や「スペクトル」といった，現代の ASD に通じる用語が記載されていることがわかる. そして，これらの子どもたちを分類することについて

はっきりした境界線がないので，個々の子どもたちが経験している困難
　　を分類しようとすると問題が出てくる．どんな場合でも，教育とその他の
　　サービスを処方するという観点から，子どもが社会的障害をもっているこ
　　とに注目し，子どもが全機能領域のうち，現在，どのような能力をもって
　　いるか，またどこに障害があるかを，詳細に記述することの方が，古典的
　　な自閉症であるか否かを論ずるよりもずっと重要である．(ibid. : 21)

と，さまざまなカテゴリーを設定することや，正確な診断を求めるよりも，子
どもの個々のプロフィールを特定することをウィングが重視していることがわ
かる．これは長らく自閉症研究で診断のカテゴリーの正確さなどが論争されて
いた姿勢とはまったく異なっている．そして，それぞれの子どもの状態によっ
て適切な教育目標は違うこと，望ましい教育的な支援が同じ自閉症でも知的障
害や身体障害がある子どもと知的障害がない子どもの間で異なり，また「その
教育方法は知的レベルの高低にかかわらず，社会的障害をもたない子どもたち
に適する方法とは，重要な点ですべて異なっている」(ibid. : 21)と，学習面にお
いても自閉症の子どもたちが他の子どもとはまったく異なっていることを強調
する．
　ウィングは「カナーの早期幼児自閉症を，より広汎な「自閉症スペクトル」
（Autistic spectrum）の中に位置づけ」た上で，「社会的障害の本質」(ibid. : 24)を
論じようとする．

　　一番良い方法は，乳幼児から成人までの正常な発達を考えてみることで
　　ある．最終的に十分に機能できる自立した大人になるために，乳児は，あ
　　らかじめ脳や体にプログラムされていて，成長するにつれてある程度予想
　　できる順序で現れてくる広汎な能力を発達させねばならない．(ibid.)

　　もちろんそれらを正常に発達させるためには，食物，運動できる空間，
　他人との接触などの環境からの最小限のインプットは必要であるが，しか
　し子どもの中にあらかじめ適切な能力がプログラムされていることが絶対
　に不可欠なのである．
　　すでに強調したように，これらの能力こそが，「自閉症連続体」がみら

第1章　医学的な自閉症論　　33

れる子どもたちには，欠如していたり障害されているのである．(ibid.：25)

　以上のように，ウィングはこの頃「自閉症」が何らかの能力の欠如または弱化に由来するという見解を採用していた．このことは，同時に，ウィングが「人間」には生まれつき何かしらのありようが自然と備わっていることを強く支持しているということでもある．ウィングは同じ論文内で「自閉症が偏りのある両親による，偏りのある養育態度の結果であるという考え方は，もうずっと以前からほとんどの研究者たちに支持されなくなっている」(ibid.：27)と，親の影響についても明確に否定しており，「自閉症」は生まれつきであることを強調しているといえよう．ゆえに「治癒」についてもウィングは否定的である．

　　生涯にわたってハンディキャップが続くだろうと思われるタイプの障害に関して，ときおり治癒したという主張がなされるが，遅かれ早かれ，それが間違いだったり，過度に誇張されたものであることがわかることが多い．いくつかの主張は，表面的には道理にかなったもののように思われるが，他のものは，程度の差こそあれ，ありそうもないことであったり，あるいは奇怪なあり得ないことでさえある．(ibid.：33-4)

　このように「自閉症」の「治癒」についてウィングは非常に辛辣な見解をもつ一方，「適切な教育と処遇と環境を与えることで，障害を可能なかぎり最小限にくいとめ，もっている能力を最大限に伸ばせる」(ibid.：35)と，教育の重要性は再三強調している．このことは，たとえば視覚障害などの他の障害と同じアプローチであると主張している．ウィングは自閉症の特殊性，社会性障害の深刻さを次のように表現している．

　　社会的障害は，通常の一般的な学習の源泉や，他の人びとから得ることができる情緒面のサポートから遮断されるわけで，他の問題に比べると，はるかに深刻な影響を与えるものである．障害の本質が明らかにされ理解され，専門的な教育と配慮や援助が行われないかぎり，社会的障害をもつ人びとが，自分たちが理解できない世界の中で，心理的に孤立させられているのである．(ibid.：42)

社会性障害をもつことは，他の障害よりも他者からのサポートを受けにくく，さまざまな「困難」をもつ自閉症者が特別社会的に孤立しやすいことにウィングは危機感を抱いているのである．

　ウィングは自閉症スペクトル上にある人達は基本的に社会的障害があると論じているが，自閉性連続体の用語を採用したことで，さらに新しい対象が加わったことは注目すべきである．

> 　原因についての議論をするとき，もっとも知的能力の高いグループでは，社会的障害が徐々に薄れ，正常範囲内の「風変わりな人」といわれる一方の極になっていくことを強調するのは意味のあることである．ある人たちは，脳の特別な病理が原因ではなく，彼らの性格特性の特別なからみあいが原因となって，比較的貧弱な社会的能力しかもたず，彼らのエネルギーを一つか二つの特別な興味にしか集中させないという状態になっていることを指摘しておくべきであろう．アスペルガーも，彼の報告した症候群は，「極端な男性的性格」を呈していると述べている．これは絶好の討論のテーマである．(ibid.：29)

　1981年の時点でウィングが主張した「連続体」は知的・言語障害を有する自閉症と知的・言語障害のないアスペルガー症候群とのつながりを指す言葉だった．しかし，1990年に使用された自閉性連続体という言葉は，明らかにアスペルガー症候群と「正常」の接続を意味しており，このときからASD的な障害観を備えたことが理解できる．

1-4. 自閉症スペクトラムの拡大

　このようにしてウィングはカナーが提唱した自閉症よりもうんと幅の広い自閉症観を提示したのだが，ウィングは2000年に「アスペルガー症候群に関する研究の過去と未来」という論文を執筆し，自分自身の研究を振り返っている．「アスペルガー症候群の研究に関する論文 (Wing, 1981) を発表して以来，著者は箱を開けてしまったパンドラのような気分である」(Wing 2000＝2008：561) という書き出しに始まり，ウィングは素朴な戸惑いを露わにしている．まず，アスペルガー症候群が注目され，研究と診断が急激に増大したことに触れ

本来著者が考えていた目的は，この症候群が自閉症スペクトラムの一部であり，他の自閉性障害と区別される明確な境界線はないと思われることを強調するということにあった．しかし，その後さまざまな研究者によって，アスペルガー症候群と自閉症は異なる障害であるという考え方が強くなっている．これは，著者が意図していたこととは正反対である．(ibid.)

と，アスペルガー症候群の診断が自分の意図とは異なる形で用いられていると発言した．たとえばウィングと同じく自閉症とアスペルガー症候群の重複を支持していた研究者の1人であるエリック・ショプラー(1998)が安易にアスペルガー症候群の診断カテゴリーを作り出し，濫用することを批判したことについて，ウィングはその見解にいくぶん同意しつつも「著者も私の同僚も，アスペルガーが記述したような子どもや青年を臨床現場で数多く見てきている．親たちは，自分の子どもが自閉症の診断を下されるとは思ってもいない．彼らは，アスペルガー症候群の話を聞いて，そうだったのかと思うのである」(ibid.：562)と，自分自身の体験に照らしてアスペルガー症候群という診断の意義を述べる．ウィングは，生まれつき自分が他者と違うと感じながら生きてきた人，夫婦でやってきて夫への診断を求める人，仕事で昇進することになったが自分自身の能力的な限界から昇進をうまく断れるように助けを乞う人など，多くの人がアスペルガー症候群の診断を求めており，アスペルガー症候群の概念を知ることで安堵する経験を目の当たりにしている．そして，そのような人々を助けることが「臨床の仕事をしていて最も大きな満足を味わえる機会のひとつである」(ibid.：563)と語る．そして，「かつてのように，一般に記述されているような自閉症のレッテルしかなかったならば，こうした人々はけっして紹介を求めてきたりはしなかったであろう」し，「アカデミックなレベルでどのような賛否両論が戦わされていようと，臨床現場では，アスペルガーの研究に正しく焦点があてられるようになった．それが答えである」(ibid.)と，一蹴するのである．

　　そして，ウィングとしては「アスペルガー症候群と自閉症が同じ障害か異なる障害か，という問題を追及し続けることにはさほど意味がない」(ibid.：569)と感じており，診断基準を定義することへ拘泥するのではなく，たとえば社会的相互作用の質，言語能力のレベル，非言語的な実際的能力のレベルという3

つの次元で患者のプロファイルを作成する方が有益であると主張する（ibid.：570 -1）．特に「教育プランや行動管理，就職，余暇活動，サービスプランにとって，ICD-10やDSM-IVによるサブグループは何の意味ももたない」（ibid.：575）ものであり，ウィングは各人の実際の状態を特定して適切な教育や支援を与えることに意義があると考えている．ウィングはこの論文で自閉症とアスペルガー症候群が異なるものとして扱われることへ「この用語が独立した実態として存在することに著者は強く反論する」（ibid.：578）と自身の立場を明記し，自閉症における連続体性・スペクトラム性の重要性を強調した．

ウィングは2005年に「「パンドラの箱」を開けたことへの反省」"Reflections on Opening Pandora's Box"というタイトルの論文を執筆し，引き続きアスペルガー症候群を提唱した影響について論じた．「個人的な，主に非科学的な反省」（Wing 2005：197）として書かれた文章で，近年のアスペルガー症候群を中心に展開される現象に広く言及しているのが特徴となっている．

たとえば，ウィングは歴史的な文献のなかにアスペルガー症候群の特徴をもつ人々の姿が記録されていることや，創作物語ではアスペルガー症候群の人らしきキャラクターが魅力的に描かれることを，「この種のキャラクターの永続的な人気は，症候群が発揮する魅力のさらなる証拠であり，おそらく名前を付けることによって強化されている」（ibid.）と分析した．

ウィングは「カナーとアイゼンバーグ（1956）は，カナーの「幼児期の自閉症」の厳格な基準を定めた」が，1960年代以降，「自閉症と他の自閉症スペクトラム障害の両方」で有病率が激しく上昇しており，特に「DSM-IV/ICD-10基準を使用した研究では，すべての中で最も高い率が示されている」ことについて，「アスペルガー症候群への関心の高まりが，「典型的な」自閉症および自閉症スペクトラム全体のこの拡大につながった影響の1つである可能性」を認めた（ibid.：198）．

ウィングはアスペルガー症候群の法精神医学への影響にも言及し，アスペルガー症候群の人が法を犯す理由の1つに「社会的ルールの誤解や，その人の社会的素朴さを利用する仲間に惑わされることが含まれ」，専門家はそういった性質を学び始めているが「英国では，現状の法律では，高度な知性をもっているが，彼らの行動が不適切で違法であるという事実に無関心であると思われる

人に対処するのはむずかしく」,「アスペルガー症候群などの発達障害を考慮に入れて,精神状態に関連する法律を組み立てる必要がある」(ibid.: 199) と主張した.

また,アスペルガーが「症候群の特徴が芸術と科学の高い達成のために必要であると指摘し」ていた (ibid.) ことと,アスペルガー症候群の特徴が「極端な男性脳」であるとして研究している英国の発達心理学者であるバロン・コーエンを紹介し,「これらのアイディアはかなりの人気を集めている」(ibid.) と,アスペルガー症候群の特徴を好意的に受け入れる動きがあることを書いた.もちろんアスペルガー症候群の特徴を備えた偉人に関する出版物が世に出ることに反対する人もいるが,それについてウィングは「私の見解では,これらは興味深く,刺激的であり,関係者を決して損なうものではないと考えている」(ibid.) と擁護した.その他にも,「アスペルガー症候群の高機能自閉症の人々は,社会的に受け入れられている従来の知識に縛られていないため,世界を前進させた革新的なアイディアに常に責任を負っていた可能性がある」とし,たとえば,グランディンを「高機能自閉症の女性で,家畜の取り扱い機器の世界的な専門家」(ibid.) と紹介した.高機能自閉症者と呼ばれる人が自伝を執筆することを「同じ問題を抱えている他の人を助けるために自分の経験を利用している」(ibid.: 200) と評価するなど,ウィングはアスペルガー症候群という用語が世に出ることで,確実にこのような特徴をもつ人が世の中で注目されていることを理解していた.

ウィングは「アスペルガー症候群の宣伝の実際的な結果の1つは,診断を受けていない一部の人々が,自分の性格や問題との関連性について考えていること」だと述べ,アスペルガー症候群が「社会的世界に対処する際に彼らが抱えていた困難の説明である可能性」を求める人がたくさんおり,「ほとんどすべての人にとって,議論は有益で前向きであることが証明された」(ibid.) と主張する.アスペルガー症候群の診断へ腹を立てる人もいるが,「大多数は診断が有用で快適であると感じ」ており,「診断は,彼らが少数派であっても,彼らが独りではないことを理解するのに役立つ」他,両親にとっても自分の子どもの状態をより良く理解する助けになる (ibid.).さらにアスペルガー症候群と診断された人が,アスペルガー症候群の可能性がある歴史上の偉人が取り上げら

れることで自信を感じていることや,「一部の人たちは政治的正しさへの圧力に臆することなく,元気に自分たちを「Aspie」と呼ぶ.彼らは,彼らの考え方や行動は大多数の人間とは異なるが,等しく力があり（valid），ある意味で優れていることを強調している」と,自閉症スペクトラムの人々によってセルフ・アドボカシーの動きが生まれていることも言及した.

このような好ましい動向を踏まえた上で,ウィングは

> アスペルガー症候群の人は間違いなく特別な能力をもっているが,人生の多くの側面,特にその微妙で,口に出さない,絶えず変化する規則との社会的相互作用の世界を困難に感じていることは否定できない.多くの人,おそらくほとんどの人は,子ども時代と大人の生活の中で特別な助けを必要としている.(ibid.)

と,アスペルガー症候群特有の脆弱性についても率直に言及する.多くの国で随分進歩が見られるものの,アスペルガー症候群の人々を支援するサービスや,知識・情報は十分ではない.他にも,イギリスの教育分野では自閉症スペクトラムの人々に統合教育（integrated education）と特殊教育のどちらが適切かについて論争が起きており,統合教育が待遇の平等をもたらすといったイデオロギー的・経済的理由によって支持される一方,アスペルガー症候群の子どもたちには特別な教育スキルが必要であり,一般的な学校ではいじめの問題に十分に対応できていないと反対する人もいる.アスペルガー症候群の人々の就労は特に課題であるが,援助付きの雇用制度（Supported employment schemes）がイギリスとアメリカの一部地域で設立され,適切なサポートがあれば就労し得ることが発見されていると報告した (ibid.).

ウィングは「アスペルガー症候群を実体として特定して名前をつけることの結果は,ポジティブにもネガティブにもなった」と振り返る.アスペルガー症候群を受け入れるメリットは特定の人々の性質と直面している問題が理解されやすくなり,より役立つ支援を受けやすくなったことに加えて,「アスペルガー症候群の人々の実話と架空の話によって一般の人々に喚起された関心と共感は,主にプラスの効果をもたらした.自閉症とは異なるラベルをつけることで,より有能な人々が診断を受け入れることができるようになった」(ibid. : 201)

第1章 医学的な自閉症論　39

と，アスペルガー症候群が自閉症の診断しかなかったときよりも多くの人に助けになっていると考えているようである．アスペルガー症候群を採用するデメリットとしては，自閉症とアスペルガー症候群を分けて議論することや，英国自閉症協会を自閉症とアスペルガー症候群で分割しようとする動きが出たことである．

　ウィングは「人間の発達は多くの異なる方法で逸脱する可能性がある」ため，「私の個人的な見解では，カテゴリー的アプローチよりも多次元的アプローチの方がはるかに適切である」という見解を保持し続けている．「自閉症スペクトラム障害は，社会的本能の欠如または障害のみによって，社会的コミュニケーションおよび社会的想像力の問題とともにまとめられる」(ibid.) 障害であり，「集団を識別し，命名するための中核としての社会的障害の選択は，純粋に恣意的であると主張することができる」(ibid.：202) と，あくまでも自閉症スペクトラム障害の特徴を社会的障害であるとすることは，一種の選択に過ぎないとウィングは考えている．ウィングは原因などの問題を追求するよりも「読書，運動，感覚の問題」などの「機能障害の特定の側面を研究する方が理にかなっている」と主張する．「社会的困難が関係者の生活に大きな影響を与えているから」(ibid.) である．

　ウィングの研究に一貫しているのは，徹底したプラグマティズムではないだろうか．他の研究者たちが自閉症をどのカテゴリーに，どのような基準で位置づけるかに拘泥していた時期から，ウィングは慎ましい表現ながら精密だが特定の人にしか役立たない枠組みを批判していた．代わりに，ウィングが目指したのは「臨床」で役立つ分類であり，人々の「生活」や「現実」へ影響を与える知識の構築であったといえるだろう．

２．親のためのガイドブック

2-1. 親たちの知恵を集め自閉症児を育てる

　ウィングのもう１つの優れた功績は，親のためのガイドブックを作製したことであるという (久保 2004：4)．ウィングは1964年に『自閉症児との接し方』と

いう書籍を出版して以来，定期的に改訂しながら自閉症者たちに接する人々へ実際的な助言を与えてきた．ガイドブックは何らかの専門家以外の人々，なかでも両親が読むことを考慮した平易な文章で書かれているが，内容は自閉症の特徴からその時点で見込まれていた「原因」について，他の障害との違いについてなど，自閉症に関する当時の最新の知識に基づいている．

　ウィングが執筆したガイドブックを読み解くために，書籍が刊行された1960年代の状況を端的に述べておく．当時アメリカの精神医学界は精神分析が流行しており，カナーもまたその影響を受けて「彼は子どもの状態は，冷淡な，ユーモアのない，厳格な親の育て方にもよるとし，親たちは完全主義者で，機械を操るように子どもを養育していると示唆した」．「このカナーの自閉症の子どもの親たちに対する考えは，無批判に多くの精神科医に受け入れられた」(Wing 1997b＝2001：76)．この考えはいわゆる「冷蔵庫マザー」説として広まった．そして子どもの自閉症の「原因」と見なされたことで「多くの親たちが罪悪感にさいなまれ，家族は互いの配偶者に罪をきせあうことで分断」(ibid.)され，精神分析の理論を背景にした治療に多額の費用を使うなどの状態が起きた．しかし，1960年代に入ると「自閉症の原因が自分たちのせいでないと自力で考えた親たちが集まって協会を作った」(ibid.：77-8)．これは世界で最初の自閉症協会である．ウィングも初期のメンバーとして英国自閉児協会の活動に参加していた．

　ウィングのガイドブックで特徴的なのは，「自閉症児との接し方」(Wing 1964＝1977：39)について，手厚く記述している点である．

> 　自分の子どもが自閉症だと知った親たちは，自閉症とはどんな意味なのか，子どもの障害を最小限に食いとめるにはどんな方法があるのか，もっとも好ましい状態のなかで確実に成長させるにはどうすればいいのか，といったことを熱心に望んでいます．この本はそういった親たちへの案内書なのです．(ibid.)

という書き出しで始まる本は，親への助言に満ちている．ウィングは「冷蔵庫マザー説」を紹介しつつ，「つまり他の親の場合と同じように，自閉症児の親もまた良い親がおり悪い親がいるということです」(ibid.：36)と，自閉症の親が

特別問題を抱えているとする見方をそっと修正しようとしている様子が見られる．親が「原因」とはいえないとの見方を示しつつも，同時に，

> ともあれこの病気の第一の原因がなんであろうと，子どもとの接し方が，良きにつけ悪しきにつけ彼の進歩にきわめて影響を与えるということは疑いの余地がありません．さらにすくなくとも親は，自分が病気の子どもと接しているのでありふつうの子どもに対しているのではないという事実を十分自覚するようになるまでは，自閉症児を扱う失敗からまぬがれることはきわめて困難なのです．(ibid. : 37)

と，親が「病識」をもつよう戒めている．ウィングは親が子どもへ適切に接することについて「現在のところ，自閉的行動をしめす子どもを完全に「なおす」治療法はありません」「このことは，何もなすすべがないという意味ではないのです．自閉症児は確かにかなりな障害を持っていますが，その可能性を伸ばし，欠けている部分を補うために援助することができます」(ibid. : 38)といった上で，目的を次のように定めた．

> (a)ふつうの標準からすれば多少不十分ではあっても，子どもが社会に受け入れられる程度にまで，彼の一般的な行動を修正し，改善すること．
> (b)運動とことばの能力の範囲を広げること，また日常生活をするうえで必要なことの理解を増すようにさせること．そうすることによって子どもは，親がほとんど手をかけなくても，自分のことは自分でするようになります．
> (c)さらに，子どもが将来生計をたてること（できればふつうの仕事に，またそれが無理な時でもとくべつに保護された状況で仕事につけるようにすること）ができるような技術を身につけさせること
> (d)子どもが人生によろこびと興味を持ち，家庭や地域社会の中で，はっきりした役割を持っているのだという発見ができるように，子どもが持っているとくべつの能力を伸ばし，可能なかぎり知識を広めさせること．
> (ibid. : 40)

そして，ウィングは親たちが自分の子どもの「障害」を理解した上で，これ

らの目標に向かって「治療とか接し方が，子どもの成長の過程を妨げないで，援助するように注意深く計画されるべき」(ibid.：43) であるという．ウィングが考える自閉症児にとって「適切な環境というのは，個別的な愛と世話と注意を与えてくれる自分の家庭とか施設のことであり，また子どもの能力に合わせたとくべつに配慮された保育園・小学校・中学校に行く機会を持つこと」である．さらに「愛と世話と忍耐をもって子どもに接したからといって，その結果いつも劇的な進歩がみられるという確かな保証はありません．しかし，ときには劇的な変化が起こりますし，かりにそれが起こらないとしても常になんらかの進歩はあるのです」(ibid.：44) と励ます．

　1964年の時点では，医師の役割についての記述は多くない．親に医学的な助言を受けることを勧めるとともに，「親の賢明さと忍耐と愛によって，子どもの問題を解決する方法をさがしていかねばならないのです」(ibid.：46) と，親が力を発揮する必要があることを訴えた．同時に，ウィングは

> 　ひじょうに一般的なことばで述べてきましたので，本書をよんで，自閉症児を扱うことがかんたんだと思われる人があるかもしれません．しかし実際には，この子どもたちを育てるのはまったく苦労の連続です．これらを完全にやっていくには「超人的な親」でなければできないことです．ざんねんながら私たちはふつうの人間です．ともかく，いちばん重荷をせおっているのは両親なのです．(ibid.：92)

と，親を労わってもいる．「ざんねんながら"私たち"はふつうの人間です」という表記に，ウィングもまた親の1人として取り組んでいることがうかがえる．特にウィングは親の罪悪感とそれを乗り切るための医師のサポートについても記述している．

> 　あらゆる種類の障害児を持った親たちが，まず直面する共通の問題があります．子どもの現在ないし将来についてのなやみとか心配は，親たちの不合理な罪の意識といりまじっているものなのです．「いったい私がどんな悪いことをしたから，このような悲劇が家庭に起こったのだろう」というふうに自問したりします．父親と母親，また家族と親類の者の間で，誰

が悪いか，というようなつまらない不必要なあらそいが生じます．（ibid.：92-3）

　子どもの診断を行う医師が「このような状況においては重大な責任を負わなければ」ならず，「医師の手腕しだいで，事態は非常によくなってくる」（ibid.：93）とウィングは言う．そして，家族が混乱を乗り切りうまく家庭が回るようになるかは子どもの状態に大きく関係しており，離婚することもあり得るが，「子どもにたいしては適切なサービスをし，両親にたいしては援助するということは，家族全員の生活にとってたいへん意味のあること」（ibid.：94）だと，支援の重要性を強調する．そして，親は長い育児をすることになるが，そのときも

　　親たちは，できるかぎり生き生きと自分の人生を歩んでいかねばなりません．障害児に焦点を合わせて生活していくのは，家族にとってよいことではありません．そうすることは，家族の人たちの行動範囲をせばめてしまうことになります．自閉症児だけを理解し，一生けんめい世話をするだけですむ問題ではありません．（ibid.：94）

と，親も自分の人生を生きる必要があると説く．ウィングのアドバイスからは，当時の親がおかれていた厳しい状況と，決して「完璧」ではない親の姿が見えてくる．ウィング自身もまた，自分の娘のために試行錯誤する親の1人として，そのような人々を励まそうとしていることが読み取れる．そして同じ境遇の親がいる親の会に参加することの良さを次のように語っている．

　　親の会の組織は，自閉症児を持つ親たちにとってたいへん重要な役割をはたします．ほかの親たちも，自分の子どもと同じようにカーテンをひきさいたり，カベ紙をやぶったりするような子どもがいることを知りますし，以前は子どもがほとんど寝なかったがいまはそうではないという経験を語ってくれる人もいますので，一人でなやんでいた親にとっては救いになります．どんな親も自分の子どもの自慢話しをしたがるものですが，自閉症児をもつ親たちには，自慢できる材料はなに一つないのです．同じような状況におかれている親たちが，たがいに子どものおかしな行動やら失敗

談を話しあうことは，苦しみを和らげる一つの方法です．(ibid.：95)

　また，ウィングは最初のガイドブックである『自閉症児との接し方』の日本語訳が1977年に出版された際，序文でガイドブックが出版された状況を次のように振り返っている．

　　　私がこの本を書いたのは1964年のことです．それはイギリスに，世界最初の自閉症児協会が設立されてまもなくのことでした．この頃は，まだ自閉症児についての研究が今日のようにされていませんでしたので，親や教師たちは，試行錯誤をくりかえしながらこの子どもたちの教育や接し方を身につけてきたのです．
　　　この本で述べられている私の考えは，臨床経験にもとづいているのですが，当時の専門家には，あまり受け入れられないものでした．しかし，その後のすぐれた研究によって，言葉の問題が自閉的行動にとってきわめて重要だという私の主張が実証されてきました．(…)「それぞれの子どもの障害をよく理解しつつ確信と一貫性をもって子どもに接する」という基本原則は，親や教師たちが自分たちの経験から導き出したものですが，しだいに科学的にうらづけられ，いまではかなり一般的に受け入れられるようになってきました．(ibid.：1-2)

　ウィングは親たちが自ら創意工夫して我が子の教育に当たっていること，そこで得られた知恵があとから科学的に立証されていると記しており，ガイドブックは親の試行錯誤をまとめたものであるといえる．

　　　世界中の自閉症児を持つ親たちは，文化の違いにもかかわらず，共通のきづなで結ばれています．なぜなら，親たちは同じような問題を担って生きぬいており，同じようななやみを経験し，また同じように子どもの生命を守ろうとして戦っていることを，たがいに知っているからです．(ibid.：2)

と，日本人の読者もまた同じ立場であろうと綴るなど，ウィングが自閉症児の親たちへシンパシーを覚えていたことが読み取れる．

第1章　医学的な自閉症論　　45

ウィングは1971年にも『自閉症児——閉ざされた心を開くために』というガイドブックを出版した．この本では子どもの特徴がより詳細に記述され，特に乳児期，2歳から5歳まで，5歳以降と年齢ごとの発達や困難が加筆され，青年期の問題についても記載されるようになった．原因論については前作に引き続いて親の対応の不備によるものとする学説と，生物学的な学説を併記しているが，特に情緒障害説についてウィング自身はその学説に懐疑的であり，親が自分たちを原因だと名指されることに気分を害するのは当たり前だと理解を示しながらも，「しかし同時に，できるだけ注意深くそのことばに耳を傾けて，このような考え方の基盤となっているものをわかろうとする努力も，親としては必要なことでしょう」（Wing 1971＝1975：45）と冷静であるよう促している．

　特に子どもとの接し方については大幅に加筆され，「医者にできること」「教師にできること」「親にできること」にそれぞれ章が分けられた．たとえば医者については

> 　　自分の子どもがどこか変ではないかと疑いをもちはじめたころには，親たちは，医者が子どもをなおしてくれるだろうと信じ，また期待しているものです．しかしその期待は，やがて失望へと変わっていきます．ときに親たちは，医者にたいして怒りとか恨みをいだき，もっと別の助言を受けようとつぎからつぎへと病院を渡り歩きます．しかしこれは時間の浪費です．親たちが事実を受けいれようとしないなら，かえって家族は不幸に陥ってしまいます．（ibid.：63）

と，親が医師へもつ自然な態度について綴り，「医者のできることに関して，両親が適切な期待をもっているときに，医者と両親はうまく協力関係を続けていくことができます」（ibid.：64）と主張する．そして医師の最初の仕事は「診断をはっきりさせること」（ibid.）である．ウィングが重視していたのは，親と医師が十分な信頼関係を築き，腹を割ってよく話し合うことであった．「できるだけはやく医師とじゅうぶんに心を開いて話しあいをすることが，将来の問題にたいする親たちの態度のすべてに良好な効果を与えることができるから」（ibid.：65）である．医師は「心あるものなら，診断だけでほっておくことは」（ibid.）せず，子どもの障害の度合いや特徴についてよい説明をしてくれ「こう

した詳細な分析のほうが，子どもに診断のレッテルをはることよりもよほど役
にたつ」(ibid.: 66) とウィングはいう．そして医師もまた

> 両親に，あなたのお子さんの障害は重いということを伝えなくてはなら
> ないのは，医者にとって非常につらいつとめです．こういった状況では，
> 医者は両親の感情と同じように，自分自身の感情も整理しておかなければ
> なりません．(Wing 1971＝1975: 66)

と，両親と医師が冷静に協力して自閉症児へ対応することを勧める．この記述
にはウィングの自閉症児の親であり医師でもあるという2つの属性が表れてい
るといえよう．そして親たちが子どもの障害を受け入れて，自分たちにできる
ことを理解するようになるにつれて，「情緒的な苦しみ」(ibid.: 70) が和らぐ傾
向を報告している．

　教師についての箇所は決して記述は多くないものの，「教師は，自閉症児の
援助にたずさわっていくチームの一員です」(ibid.: 74) と書くなど，役割を大き
く見込んでいることは確かである．先行研究 (Eyal et al. 2000) が指摘しているよう
に，この頃には親・医療・教育が協調して自閉症児の養育に関わることが想定
されていたことがわかる．

　親の役割の箇所では，よりよい社会適応や性的発達など青年期の課題につい
ても加筆されているが，自閉症児たちが自分の障害について受け入れることに
ついて，ウィングは丁寧に記述している．ウィングは子どもたちが抑圧を感じ
るとき「激しい苦しみや不幸を確かに感じている」(Wing 1971＝1975: 186) し，「い
ちじるしく改善のみられた自閉症児たちは，青年期に達するころには，かなり
な洞察をもつことができるようになって」(ibid.) おり，自分の他者とは「違う」
面を悲しく感じるようになる．それに対して「わたしたちのできることは，か
れらに変わらぬ愛情と配慮を与え，かれらが生涯の仕事を得たと感ずることが
できるような職業をみつける手助けをすること」(ibid.: 187) であるという．

　親の困難についても引き続き書き込まれているが，同時に，ウィングは自閉
症児とその親の絆を以下のように表現している．

> 親がこれほどまでに多くの問題をかかえていることから考えて，まわり

の人たちは親たちはどのようにして毎日の生活をつづけているのか，しかもどうしてかれらの多くがすすんで子どもを家においておくことを望むのかと不思議に思います．しかし考えてみれば，親と子の結びつきは，世話をし世話をさせる毎日の体験のなかで育っていくものです．多くの困難があるにもかかわらず，障害児のもつ弱さや依存性そのものが親と子の結合をとりわけ強いものにするのです．(ibid.: 205)

このように，ウィングは自閉症児の親たちが懸命に養育にあたることを，自閉症児独特の「弱さ」によって引き出されたものであると毅然として主張する．そして，研究によって自閉症の治療と予防が可能になることが望ましいものの，その実現は遠いことから「たいせつなことは，すでに障害を受けている子どもたちが可能なかぎり人生を幸福にそしてじゅうぶんに生きられるよう援助すること」(ibid.: 219) であると，現在においてできる限りの対応を行うことを重視した．教育の目標はより詳細な表現へ変更された．

第一の目標は，子どもが家族の人たちとか社会集団の場で，ともにやっていけるような社会に受けいれられる一員となるのを援助するということです．第二に，子どもが自分の障害を克服できるように教えることです．かれは，自分に開かれた世界に対処していく方法を示してもらったり，自分ができないために欲求不満におちいることのないように，どのように自分のもっている能力をじゅうぶんに発揮するかを教えてもらうことが必要なのです．第三の目標は，この第二の目標から導きだされてくるものですが，子どもがなんらかの仕事（一般の職場であったり保護された職場のばあいもありますが）につき，成人として人生において積極的な役割をとることができるように教育することです．最後の目標は（最後に述べたからといってそれが重要でないというのではけっしてありません），子どもが外界にたいして理解力を増すよう援助することであり，また混沌とした状態を秩序あるものにし，それによって子どもが人生になんらかのたのしみとよろこびをみいだすのを可能にするということです．(ibid.: 221-2)

このガイドブックではより詳細に自閉症児とその家族のありようが記述され，

また，医師や教師といった専門家がこの課題に一緒に取り組むようになったことを理解することができる．

1980年には同書の改訂版（邦題『新訂増補 自閉症児──親のためのガイドブック』）が出版され，やはり加筆が行われた．自閉症と関連するその他の障害や問題に関する知識がさらに拡充され，利用可能なサービスに関する記述も増大した．特筆すべき点としては，自閉症の原因論を記載した箇所で

> 　自閉症が基本的に情緒的原因によるものだとする研究をみてみますと，適切な測定法によらないでまったく主観的な判断にたよることがどんなにまちがっていることかがよくわかります．科学的な証明もないままに親の異常に関して初期の理論が発表されてしまい，それ以後不幸な事態になったことは，親たちにとっては耐えがたいことだったでしょう．(Wing 1980 [1971] ＝1980：56)

と，自閉症が親の対応の誤りによって引き起こされる情緒的問題であるとの見立てへはっきりと反論したことであろう．それに比べて自閉症を器質的障害として考える学説に関する記述はより詳しいものとなっているなど，10年の間の学説および親の言説の推移を見ることができる．

　また，教育目標の箇所で，1971年に出版された第一版では教育の目標を掲げる意図を「学校や家庭でなされる教育は，現実的な目標にそっておこなうときにもっとも効果が上がるものです」(Wing 1971＝1975：221) と前置きしていたのに対し，第二版では

> 　潜在的な能力をひきだしていくうえで教育は不可欠のものではありますが，しかしそれによって子どものどのような重篤な障害も改善できるわけではありません．視覚障害や聴覚障害のある子どものことを考えるとよくわかります．教育によってこの子たちの目が見えたり，耳が聴こえたりできませんが，つまり限界はあるのですが，この子たちの能力を増すための援助はできます．(op. cit：241)

と，教育の効果の限界を明言するものとなっている．これについてはウィング自身が時間の経過とともに「追跡調査によって，ほとんどの自閉症児は生涯に

わたって障害を残し続ける――しかもそのうちの多くは重篤な障害を残しつづける――ということが，しだいに確かめられるようになって」(ibid.：ⅰ)きたためである．

> ですから，本書では，第一版よりも将来への希望という点でいくぶん悲観的な調子で書かれています．しかしそういった事実をじゅうぶんに理解し，受けいれるなら，子どもの将来にたいして建設的な計画を立てることが可能になると思うのです．(ibid.：ⅰ-ⅱ)

見通しの修正を迫られながらも，ウィングは現実に立脚して子どものための対応を続けることが重要だと主張した．

2-2. 自閉症児の親とスペクトラム概念

そして内容が最も変化したのは，1996年に出版された『自閉症スペクトル――親と専門家のためのガイドブック』であろう．タイトルからして，自閉症ではなく1990年の研究を反映した自閉症スペクトルが採用されている．ウィングは1970年に出版した初版から構成こそ似ているものの全面的に改稿した旨を記し，その変化を次のようにまとめている．

> 二十五年前は主としてレオ・カナーが記述した古典的な自閉症候群に関心が集まっていました．自閉症は冷たく機械のような子育てが原因だとする見解が，まだ多くの専門家に根強くありました．大人になってからの生活がどうなるかについては，ほとんど知られていませんでした．その後，カナー症候群よりはずっと幅広い障害のスペクトル（連続体）があることが徐々にわかってきました．自閉症スペクトルは器質的な脳機能不全に起因する発達障害であるという事実が今では広く受け入れられており，成人期に達したときの生活についてもたくさんのことがわかって来ています．
> (Wing 1996＝1998：13)

この書籍で初めて，親に向けても自閉症が連続体であるというアイディアが記載された．そして，そのアイディアを採用したことで

あらゆる能力レベルの自閉性障害をもつあらゆる年齢の小児あるいは成人の親たちに向けた本の著者として，私は次のようなジレンマに直面します．すなわち，全体像のうちどれだけをお示しすればよいのかと．(ibid.：14)

と，最早ウィング自身も自閉症に関する特定のイメージを示すことがむずかしくなったことを認めている．かつて自閉症の特徴が言語の障害と関連したものと考えられており，

　当時は，コミュニケーションを何らかの手段で代替する方法を用いてこの奇妙な言語障害を克服することにより，根本的な改善がもたらされるのではないかと期待されました．しかしこの考え方は，自閉症スペクトル障害の子どもや大人のなかに，文法や語彙がよく発達していて，ジェスチャーさえも少しは使えるのに，なお自閉的行動を示す人たちがいることがわかったため，退けられました．(ibid.：28)

と，まさに言語的な能力が「高い」と思われる人も同じ特徴をもっていることがわかったために，むしろ自閉症が言語障害ではないことが明確になった経緯を書いた．そしてウィングは，知的・言語能力にかかわらず，自閉的な特徴をもつ人々は①人との相互性の欠如，②コミュニケーションの欠如，③想像力の欠如（「三つ組」の障害，ibid.：30）と常同行動という特徴でまとめられると主張した．さらに別の言葉で，

　自閉性障害をもつ人たちは，重要な事柄と些細な事柄とを区別する能力が損なわれているように思えます．幼い子どもは，食べ物にさえ無関心なことがあります．何かが冒されているといっても，他人への関心の欠如こそが決定的な特徴なのです．これに伴うのが，他人には取るに足らない無意味と思えるような特定の物や体験に対する特有な魅了のされ方です．(ibid.：31)

とも述べており，ASDの人々と非ASD者との感性の決定的な差異を指摘した．そして，ASDの人々を識別するには，障害の三つ組を見定めるしかないとい

第1章　医学的な自閉症論　　51

う.

　この書籍では ASD に関する知識や教育法，使用可能な支援に至るまで多くの情報が網羅的に記載されているが，自閉症のスペクトラム化にともなって重要になったのは「能力の高い児童・青年・成人の場合」(ibid. : 219) の箇所であろう．ウィングは能力の高い子どもたちであっても「ほとんどの場合，早期の経過にかかわらず，青年期から成人期の初期までにアスペルガーが述べた特徴のすべて，ないし特徴のほとんどをもつ」(ibid.) と共通性を挙げ，診断に関しては

> 　国際疾病分類の最新版である ICD-10 や DSM-Ⅳ では，言語や他の適応スキルに遅れのないことがアスペルガー症候群の必須の診断基準となっています．研究の場と違って，臨床の場においては早期の経過を追求することよりも，それぞれの人のニーズを解決することが現在とられているやり方です．どのサブグループに属するかを論じるよりも，その人が自閉症連続体の障害をもっているかどうか，またその人の能力のレベルとパターンを評価することがより重要なのです．(ibid. : 220)

と，診断基準と実際の診断場面でズレがあることを述べ，柔軟な運用が行われることを肯定した．

　能力が高い ASD の人々は言語障害がなく生活スキルも大きく損なわれていないため，「問題やニーズは，学童期になって大きな問題が生じるまで気がつかない場合がほとんど」で「診断されることがあったとしても，多くの場合，青年期あるいは成人期になってからの場合が多い」(ibid. : 220-1) という．同じ ASD の傾向をもつとされているが，能力が高い人々の問題の表れ方は「重度」の障害をもつ人々とは異なっており，自分の行動の結果を予測できない，計画性に乏しいといった特徴から，他者とうまくやっていくことがむずかしいといった形をとる．一方的で自分本位な関わり方は家庭や学校でしばしば問題となるが，診断がなければこのような態度は「まったく生意気で不従順な態度であるとしか受け止められ」なかったり，「奇妙で変わった子どもだと見なされてしま」(ibid. : 221-2) ったりするために，学校でも苦しい立場に置かれがちである．さらに，こだわりの強さのために，しつこく議論を仕掛けることで相手を

いらだたせてしまう．ウィングは「良好な言語能力スキルをもつ自閉性障害の人と生活することは，結局，重度な障害をもち明らかに他人に依存している人と生活を共にするよりもむずかしいことが多いのです」(ibid.: 222) と，「高能力」ゆえの付き合いにくさがあることを打ち明けている．

ASD の人々が自分の障害を受け入れることについて「不安なく障害を受け入れた若者はとても幸運ですし，いっしょに生活しやすいものです．落胆した若者たちは，家族や親しい付き合いのあるほかの人たちからの支援が必要です」(ibid.: 233) 述べる．また，「能力の高い自閉性障害の若者が，自分のもっている問題がほかの人たちとは共有できない特異なものであることに気づかないようにすることもできない」(ibid.: 233) と，障害との対峙は避けがたい出来事として書いている．そしてその際，ウィングが推奨する「十分に真実に近く，妥当」な説明は「基本的な問題は病気ではないが，脳の組織が他の人とは違っていて，それが有利にも不利にもなる」(ibid.: 233) である．

この人たちは成功するかどうかはともかくとして，自立への意欲があり，就労や結婚の可能性さえある人たちである．このような能力が高い ASD の人々の存在をどのようにとらえるかについて，ウィングは次のように論じる．

> 自閉性障害をもつ能力の高い人と，正常だがちょっと変わった人との間には，明確な境界線は存在しません．診断の問題の議論のなかで，どこに線を引くべきかということがしばしば討議されます．診断を下すことによって，だれかを傷つけたり，以前になかった問題を引き起こす危険性はないのでしょうか．この問いは，実践上のジレンマではなく理論上のジレンマです．臨床においては，自閉性障害の診断をする際の最も重要な理由は，個々の問題が幼年期から成人期までの発達上の難問を引き起こすからですし，また親たちや自閉性障害をもつ人自身がしばしば助けを必要としているからです．(ibid.: 251)

このように臨床現場では，あくまでもクライアントの求めに従って診断を行うことが重要であるとする．自閉的な特徴があるとしてもうまく生活できている人に診断は不要であるし，「彼らにそうすべきだと助言することは，不当な干渉」だと明言する．また，

自分が自閉性障害をもつことに気づいており，そして相互に連絡を取り
　あっている非常に能力の高い人のグループは，いろいろな刊行物のなかで，
　自分たちの考え方やその世界の経験のしかたは，自分たちにとって正当な
　ものであること，そしてたとえ治療が可能だとしても，自分たちはそれを
　望んでいないことを強く主張しています．(ibid.)

と，1990年代から活発になった ASD 者本人たちによるセルフ・アドボカシー
運動の主張を肯定する一方，

　　しかし，自閉性障害だと気づいている人がすべて，必ずしもこのように
　感じているわけではなく，たとえ表面的にうまく対処していても助けを求
　めています．ひとりひとりの感じ方や願望は，尊重すべきです．(ibid.)

と，治療を求める人がいることについても念を押す．
　この書籍ではこれまでの書籍に掲載されていた「社会に受け入れられるため
の」教育の目標は削除され，代わりに，ASD の人々と共存するために非 ASD
者たちが ASD 者たちの世界に歩み寄るようにと勧めるものとなった．

　　自閉性障害をもつ子どもや大人とともに暮らしたり働いたりする私たち
　は，彼らの世界に入る努力をすることが必要です．なぜなら，彼らのほう
　からは，私たちの世界に入ってくることができないからです．私たちは，
　彼らひとりひとりが，彼らにとっては別世界である人づきあいのルールと
　いうシステムにうまく対処していくのに役だつ方法を見つけだすために，
　自閉的経験を理解し強調する方法を学ばねばなりません．そのための努力
　は，人との相互のやりとりに関するより深い理解や，目を見張るような子
　どもの成長の認識へとつながります．
　　自閉症への鍵は，人間的生活の本質への鍵なのです．(ibid.: 316)

　ウィングは1996年のガイドブックで ASD 者の強みを認めつつ，各人の能力
や状態にかかわらず，診断や治療，何らかの手助けを必要とする人々へのサ
ポートの重要性を訴え続けた．ウィングは1970年代と1990年代の違いとして
「今や自閉性障害に関する多くの書物が入手可能なこと」(ibid.: 15) をあげ，ガ

イドブックが「この本は入門書であり，さらなる専門書への導入役」(ibid.: 315)
となるものだと説明した．このようなガイドブックを作成できたのは「成人し
た自閉症の娘の親であり，また研究と臨床の経験をもつ専門家でもある私の二
重の役割が，そのいずれか一方の観点だけの人からは得られない洞察をもたら
す」(ibid.: 15-6)とウィングの属性によるものであると書くなど，ガイドブック
の充実は，研究の進展だけでなく，親たちの経験の集積によって為されたもの
だと理解することができる．

3．考察——ある人たちを語るための「余地」を生み出すこと

　本章では，今日の多様な自閉症に関する言説生産を可能にした，自閉症のス
ペクトラム化を直接的に推し進めたとされるウィングの自閉症論を確認した．
　ウィングの研究の独創性は，自閉症の診断基準を洗練させ緻密にすることが
追究されていた時代に，「コミュニケーションの障害」という視点で調査対象
を拡大し，該当者の枠を拡大した点であろう．まず，典型的な自閉症に当ては
まらないもののコミュニケーションに困難をもつ児童が発見され，続いて福祉
や教育等のサービスを受けていない通常の学級に在籍しているより「高能力」
な児童がアスペルガー症候群のフレームへ回収されていくこととなった．その
イメージはさらに広がり，最終的には非 ASD 者とも隣り合う存在へ発展して
いった．しかし，アスペルガー症候群の知識が広く共有されるプロセスにおい
ては，ウィングが提案したコミュニケーションの障害という特徴で結ばれた連
続体のイメージよりも，知的・言語障害をもつ典型的な自閉症と知的・言語障
害のないアスペルガー症候群の違いが注目され，一時は自閉症協会内部でさえ
分断を支持する声があった．
　しかし，ウィングが早くから診断カテゴリーの洗練ではなく「拡大」を意図
した理由は，徹底したプラグマティズムにあるといえるだろう．ウィングは，
実際に困難を抱えている児童やある人の個別のプロフィールを作成することを
重視していたが，自閉症という診断の精密さに関する議論とは一線を画してい
るように感じられるコメントが随所に見られる．ウィングにとっては，完全に

診断基準を満たしていなくとも，また知的・言語障害がなくとも，それぞれの人が置かれた環境や要求される課題のレベルに応じて，素朴な他者との相互作用に戸惑う人には支援が必要に見えたのだろう．この姿勢を，ウィングの論文の翻訳を担当した門眞一郎 (2000) は「それはなによりも同種の臨床支援サービスを必要とする人々が漏れることがないようにという，彼女のやさしさの科学的表現なのであろう」(ibid.：103) と分析した．

　また，ウィングは自閉症児の親として，自閉症児の親に向けたガイドブックを執筆し，精力的に啓蒙を行った．ガイドブックを通じて，当時の自閉症児の親が置かれていた状況をうかがい知ることができ，それは先行研究 (Eyal et al. 2000：40) が指摘したように，親が専門家と共謀してわずかな希望に飛びつこうとしたようにも見える．そのような分析の一方で，ウィング自身がある時代に手探りで子どもの可能性を追求し，やがて教育の限界や「能力が高い」とされる ASD 者であっても多くの支援を必要とする事実を受け入れるプロセスを「母親」として体験し，「研究者」としてその体験を材料に言説生産を行ったという属性性に目を向ける価値はあるように思われる．

小括

　本章では，今日の ASD の議論の出発点ともいえるウィングの研究と活動を概観した．先行研究では ASD のカテゴリーがどのように「造られた」ものであるかが注目されるが，まさにウィングの狙いと功績は診断に当てはまらないために見過ごされる人をより多く助け，受け入れられる「余地」の創造にあるといえるだろう．そしてウィングの「余地」は医学的知識に立脚していたために自閉症のいわゆる医療化が行われたのであるが，この見方はやがて自閉症のスペクトラム化の進展と共に現れた自閉的な在り方を自然だと感じる人たちとの新しい議論の着火点となった．

　ウィングは，1970年代に，親の教育によってと，ある自閉症の「治療」に成功したと主張する自伝が日本でも翻訳・出版された際に，日本の研究者と行った対談で，その自伝が世に出ることの影響を次のように話している．

ウィング：この本の一番大きな危険は，これを読んだ方がすべての子ど
もがアンのように良くなるかもしれないというあやまった希望（false
hope）をもつことだと思います．アンのような発達を示す自閉症児は少な
いのです．5人に1人，6人に1人，7人に1人かそれ以上でしょう．も
しかなりの重度の障害の子どもをおもちの親がこの本を読んで自分の子ど
もが正常な状態になると信じるとすれば，それは正しいこととはいえませ
ん．同じことは専門の人たちにもいえましょう．アンのやり方をみて興奮
したり希望をもちすぎてはいけません．（久保 2004：54）

　ウィングさんの本を読んで（自分の子どもの予後に）失望していたので
すが，この本を読んで子どもの将来に希望をもてるようになりました．こ
のことをどうお考えですか？（親）
　ウィング：よくわかります．そのお気持ちはとってもよくわかるのです．
私は，私の本（『自閉症児との接し方』四国学院大学自閉症研究グループ
訳，ルガール社，『自閉症児』中園・久保訳，川島書店）で自閉症児全体
のことについての事実（真実）をそのままお伝えしたのです．自閉症の子
どもたちのすべてのことをいう立場に置かれたものは，正直にいわなけれ
ばならないのです．よくなる子どもはたくさんいないということを．
(ibid.：55-6)

　ウィング：この本については，とても複雑な気持ちです．本当に興味深
い物語です．アンのことを述べますと，アンは今なおふつうの状態ではあ
りません．まだ良くなった（cured）とはいえません．(ibid.：56)

　この対話には，ウィングの母親としてのやさしさと研究者としての冷静さ，
そしてアンビバレントな胸中が表れている．今日，自閉的な性質を自己の一部
として誇る言説が認識されており，それはセルフ・アドボカシー運動へも進展
した．しかし，ウィングはいつもそのような希望にあふれる言葉では語れない
ASD者を見据えていた．特定の人が自身の「問題」を「自閉症」に関連する
ものであると語り，異議を申し立て，理解を求めることができるようになった
のは，今必要な助けや教育を受けられずに生きている人たちを，より多く社会

第1章 医学的な自閉症論　57

のなかに位置づけ支援しようとした，ウィングと親たちの執念の成果なのである．

第 2 章

心理学分野の
自閉症スペクトラム障害研究における
障害観の変化と揺らぎ

ASD の性質をもちながらも「障害者」とはいえな
い人々の「適応」を目の当たりにし，ASD の特徴
が直ちに「障害」と見なせないことを認め，ASD
の性質を「極端な男性型の脳」として擁護した

心理学から見た自閉症, アスペルガー症候群, 自閉症スペクトラム障害

　自閉症スペクトラム症候群（以下 ASD）は, ①持続する相互的な社会的コミュニケーションや対人相互反応の障害（社会性の障害）と②限定された反復的な行動, 興味, または活動の様式（常同行動）で定義される神経発達障害群の一種である. これらに加え, 人称代名詞の不適切な使用などの認知—言語障害を伴う場合もある. これらの特徴は幼児期から認められるが, 障害の度合いは発達段階・年齢などによって異なるため, 2つの基本的特徴を有する人々を一つの集団と見なし, 健常者とも連続するスペクトラムな障害として理解される（American Psychiatric Association 2013）. よって ASD の診断には, 自立した生活を営むことが困難な人から2つの特徴の傾向が見られる人までが属する.

　ASD 研究は, 児童精神科医であるレオ・カナーが1943年に「情動的交流の自閉的障害」を執筆し, 11の特異な症例を報告したことに始まる. 1980年代には, マイケル・ラターを筆頭に自閉症と言語障害の関係が盛んに研究されたが, 自閉症の様々な症状を十分に説明できないという問題に直面していた（石坂 1996：4）.

　サイモン・バロン＝コーエンは, 実験から自閉症児特有の認知障害の存在を提唱し, 一石を投じた（1985）. 認知心理学の目標は「曖昧な諸"要素をできるかぎり排除"した条件下での（人類普遍の）心的表象の機能を明らかにすること」（内藤 2011：250）であり, 特に ASD 研究では「伝統的に, その根底にある心理学的メカニズムおよび関連する脳基盤に関して, 自閉症の複雑で多様な行動的発現の統一的な説明を提供することを試みてきた」（Joseph 1999：309）. 現状, いずれの理論も ASD の特徴全てを単独で説明できておらず, バロン＝コーエンの理論への批判も多数存在するが, 「多くの研究者や臨床医にとって選択の枠組みを表している」（Rajendran & Mitchell 2007：248）ために, 今日もこの理論は影響力をもつ.

　心理学的研究は, 脳の基盤を調べる生物学的研究との協働を期待されながらも「互いにほぼ独立して進行」（op. cit：309）してきたといわれるが, 研究成果はより素朴な場面にも影響を与えた. 精神科医であるオリバー・サックスは, 著

名な ASD 者であるテンプル・グランディンの自伝に寄せた序文で「『Emer-
gence: Labeled Autistic』には，妙に脈絡のない部分がある．例えば，会話の中
に突如として関連のない人が現れるような」「認知心理学専門家によれば，自
閉症者は“論理的考え方”に欠け，他人の明らかな認識や気持ちをくめないの
だという」(Sacks 1995＝1997：13) と解説した．そしてその序文で始まるグランディ
ンの自伝の最初の節は「自閉症者の視覚認知能力」である．このように，心理
学が提唱する「認知能力」は，今日，他領域の専門家や ASD 者本人も使用す
る用語の１つとなっている．

　バロン＝コーエンの理論は「われわれの自閉症理解に新たな視点を与え」
「数多くの研究の刺激となった」(石坂 1996：5) 重要な研究だが，バロン＝コーエ
ンはこれまで数回自説を改訂している．当初は自閉的特徴を生得的な認知の欠
損に由来する「障害」として論じたが，近年では，自閉的特徴は認知的偏りに
過ぎず，直ちに「障害」にならないとしている．

　それにもかかわらず，初期の研究が主に言及され (石坂 1996, Rajendran & Mitchell
2007, 内藤 2011など)，他の研究と理論は等閑視されている．また理論に関する心理
学分野内の既存の議論は，理論の妥当性，実験方法の正確さや限界に集中して
いる (Joseph 1999, Rajendran & Mitchell 2007, 内藤 2011など)．理論の変更が分析されないこ
とは，同時代に医学的定義が変更された ASD 研究の状況に照らしても，その
研究史を理解する際の損失となり得る．

　本研究は，バロン＝コーエンの理論の変化を心理学分野における ASD の逸
脱化と脱逸脱化の過程として捉える．バロン＝コーエンによる心の理論 (Theo-
ry of Mind，TOM) 欠損説から派生した ASD 者の認知能力に関する一連の研
究を再検討し，心理学の理論において特に ASD の脱逸脱化がどのように行わ
れ，それにいかなる意味があるのかを明らかにすることが本章の目的である．

1．「心の理論」欠損説の誕生 —— 自閉症の心理学的「発見」と逸脱の可視化[†1]

1-1.「心の理論」欠損説の誕生

　バロン＝コーエンらは1985年に「自閉症児には『心の理論』があるか？」と

いう論文で，自閉症児の認知能力を論じた．「心の理論」はプレマックとウッドラフ（1978）が提唱した「自分自身や他者に心があると想定する能力」（Baron-Cohen et al. 1985＝1997：41）である．

「心の理論」の有無は「サリーとアンの誤信念課題」（84頁で詳細）で確認された．この課題の目的は，他者が誤った信念をもち得る，つまり「Aは X であると信じている」可能性を子どもが理解できるかどうかを確かめるものである．

この実験の被験者は健常児群・自閉症児群・ダウン症児群であった．自閉症児は命名・事実・記憶に関する質問全てに正答できたが，信念に関する質問にだけは正答できないという結果を得て，バロン＝コーエンらは「われわれはこの課題における失敗を，心を表象することができないためだと解釈したい．その結果，自閉症の被験者は他者に信念があると想定することができない」（ibid.：46）と主張した．

自閉症児を健常児だけでなくダウン症児との比較を通じ，バロン＝コーエンは「IQ とは関係のない根本的な認知メカニズム」（ibid.：42）の存在と「全般的な知的水準とはほとんど関係がなく，また特定の認知行為ができないことによる振り遊びの欠如と対人的機能障害の両方を説明できそうな認知障害」（ibid.：47）の存在を示唆した．これは当時，全般的な脳機能の障害に由来すると考えられていた自閉症をある特定の「認知」の障害として描き直し，心理学分野における自閉症研究を開拓するものであった．また，子どもの障害の有無を可視化してみせたことから，ここで使用された誤信念課題は「心の理論獲得のリトマス試験紙」（内藤 2011：254）と呼ばれるようになる．

1-2.「心の理論」の特異的発達遅滞説

「心の理論」欠損説によって，独自の認知的障害として自閉症を定義したバロン＝コーエンの次なる課題は，誤信念課題を通過する20％の自閉症児の存在をどのように説明するかであった．

1989年の研究では「2次の信念の推測」に関する誤診念課題が実施された．

---

† 1　バロン＝コーエンが初期に行った実験や分析については，髙木美歩（2018）が詳しく論じている．

被験者は精神年齢が揃えられた7歳の健常児10名，1985年の研究で行われたサリーとアンの誤信念課題に通過した自閉症児10名，ダウン症児10名（op. cit：52-3）で，人形劇によって「AはBがXであると信じていることを信じている」という入れ子構造の意図を考慮できるかが確認された．

　健常群では9名，ダウン症群では6名がテストに合格したが，自閉症群で合格した児童はいなかった．バロン＝コーエンは自閉症児たちが「信念の質問に限ってできない」（ibid.：58）ことから，課題の不達成は知能の遅れや意欲の欠如が問題ではないとする．さらに，「その不合格は，〈心の理論〉それ自体の欠如によるのでもない．というのも，今回の被験者の大多数は，促しの質問や理由についての質問に答えるにあたって，1次の信念の推測することができていた」（ibid.：58）ことを踏まえ，「心の理論を有する自閉症児では，この能力の発達が，生活年齢的に非常に遅れている．（…）この点で，自閉症を得意な発達遅滞と考えることも可能かもしれない」（ibid.：59）と述べた．

　バロン＝コーエンは発達遅滞の考え方を導入することで，一次の誤信念課題を通過する自閉症児を自身の理論に包摂した．バロン＝コーエンらの研究は，自閉症児がある一面では知的に問題がないにもかかわらず，特定の能力に著しい欠陥があることを自閉症特有の逸脱として印象づけたのである．

2．マインド・ブラインドネス説——逸脱の強調

2-1. 自閉症の予兆の発見

　実験によって自閉症児が「心の理論」という特定の認知を大きく損なっていると論じたバロン＝コーエンは，続いて障害の兆候を読み取る研究に取り組んだ．

　「自閉症における知覚的役割取得と現叙述的指指し」"Perceptual role taking and proto-declarative pointing in autism"（1989b）で，バロン＝コーエンは「自閉症では知覚的役割取得（perceptual role taking）が損なわれていないことが示している（Hobson 1984）．対照的に，共同注意的行動（joint-attentional behaviours）は自閉症で損なわれることがわかっている（Sigman et al. 1986）」（Baron-Cohen 1989b：144）と，他の先行研究

で示された特徴を取り上げた．特に「これら 2 つの能力は，「心の理論」のように，どちらも子供の注意を他の人の注意と調整するために必要だが，「心の理論」とは異なり，どちらも生後 2 年目の健常な子供に明らかに存在する」ことから，「前駆体（precursor）」(ibid.：114) であるという仮説を構想し，実験を 2 つ行った．

　幼児の知覚的役割取得に関する実験の被験者は，検査によって精神年齢を確認された20人の自閉症児，14人のダウン症児，そして24人の健常児だった．特に，自閉症児の非言語的生活年齢はダウン症児と比べて有意に高かった (ibid.：115)．

　実験は 6 種類のおもちゃが配置された部屋で行われた．まず子どもがおもちゃに関する語彙をもっていることを確認するため，子どもはおもちゃに命名することを求められる．その後，実験者は正面を向いたまま目を閉じ，特定のおもちゃに視線を向けてから目を開ける．そして「どのおもちゃを見ていますか？」と被験者の子どもに尋ねる．子どもは視線だけで実験者がどのおもちゃを見ているかを答える必要がある (ibid.：116)．

　この実験の結果は各グループいずれも大きな違いは見られず，「自閉症の子供たちが，このテスト知覚的役割のテストで障害されていないことは明らかだ．この意味で，彼らは，見ることにおける他人の目の役割を理解し，他の人が知覚された環境と特定の関係に立っていることを理解している」(ibid.：117) ことが確認された．

　バロン＝コーエンは先行研究を引用し，幼児の指差しには，原命令的機能（Protoimperative function）と原叙述的機能（Protodeclarative function）があると説明する．原命令的機能とは，"Give me that that" または "I want that" という発話に対応し，人の精神状態に影響を与えようとするのではなく，「幼児の目標は，物理的な世界で何らかの状況を獲得することに限定され」た「コミュニケーションの最低レベル」(ibid.：117) である．一方，原叙述的機能とは，"Look！There's an x" や "Look！Over there" の発話に対応し，「幼児が他の人の精神状態に影響を与えようとする，より高いレベルのコミュニケーションで機能する」ものであり，「幼児の目標は，他の人に彼女が考えていることを認識，注意，または理解させること」である (ibid.：118)．

続く研究では，自閉症児の原命令的指差しと原叙述的指差しの理解や使用（production）を調査した．

　指差しに関する実験の被験者は，知覚的役割取得に関する実験と被験者と同じだった．

　原命令的指差しの実験では，実験者が子どもに「指を使って何かをいいます．私は何といっているでしょう？」と伝え，その後，部屋に置かれたおもちゃから1つを選んで指を差し，子どもの反応を待つ．子どもが指定された物を実験者にもっていく，「あなたはおもちゃが欲しい」と答えた場合，合格とされた（ibid.：118）．

　原叙述的指差しの実験では，実験者が子どもに「指を使って他のことをいいます．私は何をいっているでしょう？」と伝える．それから実験者は窓に向かって歩き，空を見上げて指し示し，空を見上げながら対象を見渡した．その後，実験者は被験者がどのように反応するかを待つ．実験者は，他にもドアを跨ぎ，ブリーフケースの中やジャケットのポケットの中を指し示す．子どもが実験者のいる方向に注目する，近くに移動する，あるいは「それは何？」「何を見ているの？」などと実験者の目的に関心を示した場合，合格と見なされる（ibid.：119）．

　その結果，原命令的指差しの理解についてはどのグループの間でもスコアに差がなかった．しかし，原叙述的指差しの理解では，健常児とダウン症児の間でスコアに有意な差がないのに対し，自閉症児は著しく成績が悪かった（ibid.：119）．

　さらに，18-36ヶ月の言語精神年齢をもつ自閉症児・精神障害児（mentally handicapped）・健常児を10名ずつ集め，保育所で過ごす様子をビデオカメラで撮影し，原命令的指差しと原叙述的指差しの使用量を比較する実験も行った．健常児と精神障害児はどちらの指差しの使用も違いがないが，自閉症児は原叙述的指差しの使用が著しく少なかった（ibid.：120）．

　バロン＝コーエンは，これらの結果を発達心理学分野で原叙述的指差しが重視されていることと関連させて解釈する．すなわち発達心理学で原叙述的指差しは，a. 共同注意（相互）行動（Joint-attention（reciprocal）behaviours），b. 対話（Dialogue），c. 参照（Reference），d. 直示（Deixis），e. 発話内行為の力を伴

う言語行為（A Speech Act with illocutionary force），f. 心の理論（Theory of mind），g. シンボルの使用（Symbol use）の「少なくとも７つの心理的能力の初期の形態と見なされ」ており，「参照の可能性を除いて，これらの心理的能力の全てが自閉症で損なわれると報告されているという驚くべき事実」のために，「自閉症での原叙述的指差しの欠如が，これらの全ての欠損の重要な前兆である」(ibid.: 123-4) と主張する.

　誤信念課題以外でも「心の理論」に関連した能力を確かめるテストにおいて自閉症児の成績の悪さが際立ち，自閉症の特殊性がより克明に描写された．また，より早期にある子どもが自閉症かどうかを判別できる可能性が生じると，バロン＝コーエンは子どもの視線へ注目するようになる.

2-2. マインド・ブラインドネスとしての自閉症

　バロン＝コーエンは1990年に「自閉症──マインドブラインドネスという特定の認知障害」 "Autism: a specific cognitive disorder of 'mind-blindness'" を執筆し，「私は自閉症の記述の生物学的レベルと行動レベルをつなぐ有望な方法は，自閉症の認知の研究にあると主張する．加えて，自閉症が「マインド・ブラインドネス」の特定の認知障害である」(Baron-Cohen 1990: 81) と，「心の理論」欠損説の進展を試みた．バロン＝コーエンは自閉症児が他の認知能力に問題ないにもかかわらず，知覚的役割取得と「心の理論」の能力に差があることへ注目し，「心の理論」の欠如の例として自身が出会った自閉症児を挙げる.

> 　自閉症の13歳の少年マーティンは，校庭で私に近づいた．彼は私の名前を尋ね，そして，私が彼にサイモンであると言うと，彼は「僕は７人のサイモンを知っています．そのうちの３人は金縁眼鏡をかけています」と答えた．少し驚いて「ああ，ほんとに？」と私は言ったが，彼は私の返事に何の反応もしなかった．彼は学校にやってくる人みんなに尋ねる一揃いの質問（そのことは彼の教師からあとで聞き知った）を私に投げかけているところだった．「どこに住んでいますか？ どのバスがあなたの家に行きますか？ 家に丸い窓や四角い窓がありますか？ 六角形にはいくつの辺がありますか？ アン王女の誕生日は８月15日ですか？」(ibid.: 86)

ここではマーティンの話が，自閉症児は交流する意欲をもっているがその方法が非常に限定的であることや，相互関係と語用論が密接に関連する異常を明らかにする点で大いに示唆的であると述べる．

　　　しかし，現在の目的のためにより重要なことは，この例は，他の人々の信念，意図，知識，または他の精神状態に「盲目」（blind）であった場合の社会的行動および言語の予測に近いものだということだ．マーティンは，会話における私の欲望と意図，および彼の行動について私が考えるかもしれないことを知らないようであり，彼の会話をフォローするために必要な背景知識を考慮に入れることに失敗した．（ibid.：86）

　バロン゠コーエンは「自閉症の認知障害の限局性（circumscribed）を描くために「マインド・ブラインドネス」という用語を作り出した」（ibid.：88）．この表現は，自閉症の他者の意図を読む能力の限定的な喪失を強調すると共に，「健常者」は生まれつきその能力を備えているという想定を示している．

2-3. マインドリーダーとしての健常者

　この時期バロン゠コーエンは幼児の視線の使い方に関する実験を多数行った．たとえば，3歳の子どもは顔写真を見せられた際，どの写真の人物が自分を見ており，どの写真の人物がよそ見をしているかを視線だけで判別することができ，また，ある人物が何かを考えているかどうかも視線から理解することができた（Baron-Cohen & Cross 1992）．

　また，この頃進化論へ接近したバロン゠コーエンは「社会的な状況の只中においては，行為の原因に関して分別のある解釈を素早く提案することが，生存にとって重要な価値をもっている」（Baron-Cohen 1995＝2002：25）など，「心の理論」が進化の過程で培われた普遍的な能力であることを度々主張した．そして，一連の視線に関する実験を統合し「人間が心を読む普遍的な能力の基礎をなしている四つの仕組みを提案」（ibid.：65）した．

　①意図の検出器（Intentionality Detector, ID）．これは「視覚と触覚と聴覚」（ibid.：78）を用いて「目的や欲求という原始的な意図の心の状態に関する運動刺激を解釈するための知覚装置」である（ibid.：68-9）．②視線の検出器（Eye-Direction Detector, EDD）．これは「視覚によってのみ働き」，「目の存在や目に似た刺激の存在を検出すること．目がそれに対して向けられているか，それとも何か他のものに向けられているかを計算すること．そして他の個体の目が何かに向けられているとすれば，次にその個体はそのものを見ているかどうかを推論すること」(ibid.：78) という 3 つの機能を備えている．③注意共有の仕組み（Shared-Attention Mechanism, SAM）．「SAM の重要な機能は，三項表象と呼ばれるさらに興味深い事柄を形成することであ」り，「三項表象は本質的に，行為者と自己と対象（第三のもの）の関係を表している」(ibid.：87)．つまり，「あなたと私は，私たちが同じ対象を見ていることを見る」(ibid.：88) という関係である．

　これら 3 つの機能は，「SAM が EDD によって三項表象を形成するとき，その間傾向は視覚的なもの（たとえば「見つめる」，「見る」，「注目する」，「注意を向ける」）でもありうるし，ID の項の一つ（たとえば「欲する」や「目的をもっている」）によって補充されることもありうる」(ibid.：94) と連動が想定され，「EDD が SAM を通じて ID と結びつくとき，視線は欲求や目的や参照（目的の特殊な例である）という心の状態にもとづいて解釈される」(ibid.：96)．

　そして，3 つの機能によって得た情報を統合するのが④「心の理論」の仕組み（Theory of Mind Mechanism, ToMM）である．バロン＝コーエンは，「心の理論」の仕組みが「行動からすべての心の状態を解釈するためのシステム，すなわち「心の理論」を用いるためのシステム」であり「認識的な心の諸状態のセットを表象すること」(ibid.：98) に加え，「すべての心の知識を首尾一貫した全体へと結びつけて，有用な理論に仕上げる」(ibid.：101) 機能を備えると主張する．つまり，意図の検出器・視線の検出器・注意共有の仕組みをさらに包摂するのみが「心の理論」の仕組みなのである．バロン＝コーエンは共同注意行動を発生させる注意共有の仕組みを重視しつつも「ToMM は他の仕組みよりも融通がきき，心の状態に関してより大きなセットを表象することができる」と，一層重視する (ibid.：107)．

　このような 4 つの仕組みから成るシステムを構想した動機は，自閉症の能力的偏りをどのように説明するかという課題に応答するためであった．

私が異なる四つのモジュールを提案した理由は，神経心理学の証拠——
とりわけ自閉症と目が見えないことの病理——からきている．これらの病
理ではこれらの四つの仕組みが乖離，あるいは互いに「分離」している．
(ibid.：109)

　ここでは，先天的な視覚障害者が「明らかに EDD が欠けているが，それで
も触覚や聴覚などを通して SAM が十分に機能している」(ibid.：122) とされる一
方，意図の検出器や視線の検出器は完全だが「自己と他者の間に興味のある共
有を確立する——他者の気持ちと波長を合わせて——ための動機を提供する」
(ibid.：122) 注意共有の仕組みが欠如した存在として自閉症者を対比的に描いた．
　視線の機能を軸とした一連の研究は，提唱当初には他の認知的能力との混在
などが疑われていた「心の理論」をより詳細にした上で，自閉症児の能力的な
不均衡を説明し，その中核的症状が共同性の欠如であることを明確にしたもの
だといえる．しかし，「心を読むシステムに関する私のモデルは，情緒の役割
に関してはほとんど触れていない」(ibid.：222) と述べており，一連のシステム
が認知能力に限定された理論であることに注意が必要である．

３．極端な男性型の脳説——心理学的理論におけるスペクトラム化と脱逸脱化[†2]

3-1.「男性脳」と「女性脳」へのまなざし

　1997年，バロン゠コーエンはジェシカ・ハマーとの共著論文で，特定の認知
能力を確認した際に「性差」が見られる経験の検証を試みた．様々な誤解や偏
見につながる危険性を認識しつつも「性差」を論じようとする動機は「自閉症
の証拠」(Baron-Cohen & Hammer 1997：194) であった．バロン゠コーエンらは，自閉
症者の男女比が偏るという調査結果から「疑いなく，自閉症（およびアスペル
ガー症候群）は男性であることと強い関係がある」(ibid.：196) と仮定する．

† 2　この節では，バロン゠コーエンがジェンダーを思わせる表現と個人の認知能力を関連させて論じた
　　理論を扱う．それにあたって，本研究は極端な男性型の脳の真偽を問わず，また，認知的能力におけ
　　る性差の議論にもコミットせず，あくまでもこの理論を ASD に関する話法の一例として分析するこ
　　とを強調しておく．

たとえば，埋没図形検査（Embedded Figures Test）や立方体組み合わせテスト（Block Design Test）を行うと，自閉症児は精神年齢を一致させた子どもよりも良いパフォーマンスを見せる．この分野は一般男性の方が一般女性よりも良い成績を収める．一方，「心の理論」に関するテストを行うと，自閉症児の成績は同年代の子どもに比べて著しく悪くなる．この分野は一般女性の方が一般男性よりも良い成績を収める (ibid.：197-8)．バロン＝コーエンらは前者を素朴物理学（folk physics）と呼び，「物理的な因果関係と空間的関係の観点からの対象の日常的な理解」と定義し，後者を素朴心理学（folk psychology）と呼び，「精神状態に関する人々の日常的な理解．また「心の理論」と呼ばれることもある」(ibid.：195) と定義する．よって，素朴物理学のパフォーマンスは自閉症児＞健常男児＞健常女児という順序になり，素朴心理学のパフォーマンスは健常女児＞健常男児＞自閉症児の順序になる．バロン＝コーエンらはこの論文で関連する８つの心理実験の結果を検討し，「偶然のパターンではなく，これらの結果は人口における性に関連した神経発達過程の存在を反映し，自閉症は男性の神経発達パターンの極端な形である可能性がある」(ibid.：198) と主張した．

　素朴心理学が得意な「女性脳」と素朴物理学が得意な「男性脳」を提案するのは，決して男女どちらかの性質や能力に優劣をつけるためではない．また，バロン＝コーエンらが強調するのは「全ての人々が男性と女性の脳のタイプについて連続しているということ」(ibid.：210) である．つまり，男性が女性的な脳をもち，女性が男性的な脳をもつ可能性がある．そして，生物学的男性は素朴物理学が得意な傾向を有するとするならば，その特徴が一般男性より強まればアスペルガー症候群（Asperger Syndrome, AS．自閉症の特徴をもちながらも知的・言語障害がない），そして極端な発現が自閉症だと主張するのである．

　重要なのは，ここで素描された「モデルは，ウィング (1988) の自閉症の連続体の重要な概念を包含し，通常の人口にぼやけている」(ibid.) 点である．これまでバロン＝コーエンは発達遅滞をもつ自閉症児を対象に実験を行い，その障害を「心の理論」の欠損と示してきた．しかし，当時医学分野では，知的・言語障害がないが自閉症の特徴を有する人々をも診断に含めるかどうか（つまり，現在の ASD 的定義）の議論が活発になっていたために，バロン＝コーエンもまた自説を変化させる必要が生じたのである．

3-2. 考案された4つのアンケートと極端な男性型の脳としてのASD

　1997年の段階ではこれからの研究の方向性を示すに留まっていたが，2001年以降，バロン゠コーエンは正常な知性をもつ個人が特定の特徴をもつかどうかを測定するための基準を複数作成した．

　① The Autism-Spectrum Quotient （AQ, Simon Baron-Cohen et al. 2001），

　② The Friendship Questionnaire （FQ, Baron-Cohen & Wheelwright 2003），

　③ The Systemizing Quotient （SQ, Baron-Cohen et al. 2003），

　④ The Empathy Quotient （EQ, Baron-Cohen & Wheelwright 2004）

の4つである．これらは，質問票が郵送され，被験者が自分自身で設問を読み適切な選択肢を選ぶ形式のため，被験者は読解力・理解力に問題のない個人を想定して作成されている．質問票には，基本的に健常な男性・健常な女性・高機能自閉症（HFA）またはASの男女で構成される3グループが回答した．

　AQは社会的スキル，注意の切り替え，詳細への注意，コミュニケーション，想像力の5項目を質問によって調べる（Simon Baron-Cohen et al. 2001：6）．その結果，高機能自閉症とASで構成されたグループは80％が閾値を上回ったのに対し対照群で上回ったのは2％だった．また，対照群内ではわずかに男性の方が女性のスコアを上回った（ibid.）．この時の調査では，健常な男女に加えて，ケンブリッジ大学の学生と数学オリンピックの勝者16名も調査に協力していた．大学生の専攻とAQの関係を確認したところ，数学を専攻する学生はそうでない学生に比べてAQのスコアが優位に高かった．そして，数学オリンピックの勝者を集めたグループと男性で人文科学を専攻している学生を比較した場合も，数学オリンピックの勝者を集めたグループのスコアが優位に高かった（ibid.）．

　FQは「彼らが人々を好きで興味があること．そして，彼ら自身のために他の人との交流を楽しんでいる」（Baron-Cohen & Wheelwright 2003：509）ことを調べる．この調査の結果は，一般女性は一般男性よりもFQが優位に高く，HFAとASで構成されたグループのスコアは対照群と比べて優位に低いことが明らかになった（ibid.：513）．

　SQは「インプット→操作→アウトプット」という基本的な構造を有するシステムを分析し，「システムを構築する意欲」（ibid.：361）の程度を調べるものである．システム化の対象は，たとえば人工物・自然物・抽象的概念・社会シス

テム・組織・運動の 6 種類が含まれる (Baron-Cohen 2003＝2005：118-25). この調査の結果は，一般男性のグループは一般女性のグループに比べてスコアが優位に高く，HFA と AS のグループは一般男性のグループよりもさらに成績が良かった (ibid.：366).

　EQ は「他者の意図を理解し，彼らの行動を予測し，彼らの感情によって引き起こされる感情を経験することを可能にする」(ibid.：163) 共感の度合いを測定するために考案された. これまでの研究では他者の意図の理解と行動予測に関する能力だけが調査されてきたが，EQ が提唱された際に，適切な感情的反応という要件が加わったことに注意が必要である. この調査の結果は，高機能自閉症とアスペルガー症候群で構成されたグループは対照群よりも優位に EQ スコアが低く，一般男性と一般女性のグループを比較した際にもわずかながら優位に女性のグループのスコアが高かった.

　以上 4 つの指標とその調査結果を総合すると，HFA や AS の人々は AQ と SQ が優位に高く，FQ と EQ が優位に低い. 一般男性は一般女性に比べて AQ と SQ が高く，FQ と EQ が低い傾向をもつ. 一般女性はその逆で，一般男性と比べて FQ と EQ が高く，AQ と SQ が低い傾向をもつ，ということになる.

　バロン＝コーエンらが開発した一連の指標は今まで測定において膨大な手間や時間がかかっていた各傾向の把握を容易にし，自閉症の極端な男性脳説と集団で見た際の「心理学的性差」を提示した. そして，「心理学的性差」を明らかにしようとする際，意図の検知や行動の予測といった能力だけでなく共感や友情などの情緒が評価に加わった点も，大きな質的変更である. 理論および調査方法の大幅な変更の要因は，「心の理論」欠損説に始まる心理学的自閉症研究を，医学分野で提唱された高機能な人をも射程に含める連続体的な障害観へ対応させるためであったといえる.

3-3. ある数学者の話に見る個性としての ASD

　そして，高機能な自閉症者を含めた調査の過程で，バロン＝コーエンは明ら

---

　†3　たとえば「意識的な努力なしに，自分を他人の立場に置きかけて考えること，人の気持ちを傷つけないよう細やかな気配りをしながら言葉を交わし，相手をいたわること」(Baron-Cohen 2003＝2005：49).

かに特徴を有するが診断を受けていない人々と出くわした．たとえば，AQ の調査では，対照群として選ばれたケンブリッジ大学の学生の一部が閾値を超えたスコアを獲得した．面接に同意した11名のうち 7 名が高機能自閉症または AS の基準を満たしていたが，「独立した発達データを提供するための親がおらず，基準を満たす人は誰も現在の不幸を訴えていない」ために診断は行わず，しかし11名全員が「社会的孤立・いじめ・友情をもつことの困難」(Simon Baron-Cohen et al. 2001：12) を経験していたこと特記している．

　他にも，バロン＝コーエンは自著で同僚の著名な数学者，リチャード・ボーチャーズに言及した．ボーチャーズはシステム化の能力と共感能力が乖離しており，難解な数学の問題を解くことはできても相手の反応がわからないために電話を使うことができない (Baron-Cohen 2003＝2005：275)．数学者として働き伴侶もいるボーチャーズの例を，次のように結んでいる．

> 　彼は幸運に恵まれ，診断基準を自力で乗り越えてしまった稀有な例ともいえるだろう．しかし，この場合でも，環境がどれほど大切かを忘れることはできない．もしもリチャード・ボーチャーズがじゅうぶんな理解を得られない環境に置かれていたら，おそらくアスペルガー症候群のためにある程度の抑うつに陥っていたに違いない．(ibid.：275)

　一連の研究を通じ，バロン＝コーエンは社会が共感をありがたがるのに比べて「極端な男性脳の持ち主に対しては偏見を抱きがちなようだ」と分析し，「この人びとに向けられている偏見が一日も早く過去のものになる日が来るよう心から望んでいる」(ibid.：319-20) と書く．バロン＝コーエンは「極端な男性脳」説で，実験方法の変更によって高機能な人々を調査の対象に含めると共に，新たな指標を導入することで「自閉的」な特徴を肯定的に評価しようとした．また，その人々の適応には理解を含めた環境が重要であることに言及したことは，自閉症者が認知の障害をもつために逸脱的であると論じてきたそれまでの理論に見られる障害観から大きく変貌したといえる．

4．考察——バロン＝コーエンの論じた認知能力と障害観，その揺らぎ

　本章はバロン＝コーエンが提唱した，ASD者の認知能力に関する理論を4つ検討した．これらのいずれの理論にも一貫しているのは，ある認知能力は個人に備わるものであり，ASD者は先天的に特定の認知的能力を欠くために周囲の人との相互作用に支障を来しているという見立てである．この姿勢は先行研究でも指摘された，普遍主義的な能力を明らかにしようとする心理学の学問的性質と一致する．また，この発想は「障害」を個人の機能障害に由来するものとして捉える，障害の個人モデル・医学モデル的な障害観とも一致するものである．ゆえにこれらの理論は医学と相性が良く，また，近年ASD者本人が自身の特徴を生得的な神経学的差異によるものと説明する際にも役立つであろう．

　しかし，バロン＝コーエンの障害観そのものには揺らぎが生じている．バロン＝コーエンは近年になると同僚の数学者を始めとするASDの性質をもちながらも「障害者」とはいえない人々の「適応」を目の当たりにし，ASDの特徴が直ちに「障害」と見なせないことを認め，ASDの性質を「極端な男性型の脳」として擁護した．共感とシステム化を両極に置き，能力的な偏りとして見るASD観への変更は，バロン＝コーエンの心理学的ASD論のスペクトラム化である．かつて自閉症児と定型発達児を分けるための「リトマス試験紙」を開発し自閉症児の逸脱を強調したバロン＝コーエンが，新たな理論の提唱によってASD者を脱逸脱化した過程と手法（本研究はバロン＝コーエンの研究）を複数分析することによって明らかにした．

　加えて，このような理論的変更には，調査対象が知的発達の遅れを伴う自閉症者から知的・言語障害がない人々へ拡大したことの影響を指摘した．これは，医学分野で自閉症がスペクトラム化し，いわゆる低機能な人から高機能な人までをも包む診断となった影響から，「心の理論」欠損説も免れることができなかったと解釈できる．先行研究では心理学と医学は基本的に独立しているとされていたが，医学がASDの定義を変更すれば，心理学もまた対応せざるを得ないのである．

そして，ある人が著しい認知的な偏りをもつにせよ，それが「不幸」につながるか，評価されるかどうかは「理解ある環境」次第としたことは，ある個人の不具合（impairment）と何かができないこと（dis-abling）を区別し，誰かが「できなく」させられている原因を社会側の配慮や理解の欠如に求める障害学の主張（市川 2012：111-2）と重なる．さらには，自身の特徴が異質であることを認めるが，それは異常（Abnormal）ではない（Sinclair 1998b）という ASD 者本人による異議申し立てと共存し得る視点を，バロン＝コーエンが有することを意味する．

小括

本章はバロン＝コーエンの研究を例に，心理学分野における ASD の「逸脱」に関する議論の変遷を再検討した．先行研究では，心理学的研究は認知能力を個人に備わる普遍的な能力として論じ，医学から独立して進行してきたとされている．バロン＝コーエンは相互性を重視しつつも個人の認知的能力の有無を研究しており，先行研究の指摘は一部正しい．しかし，バロン＝コーエンは ASD の医学的定義の変更に伴い自説を変化させ，やがて自閉的な特徴を一律に異常と見なすことを止めた．このような変更は，他領域の研究成果や実際に出会った人々と呼応しており，先行研究が指摘するほど確固としていないことを本研究は資料の分析から明らかにした．

本章の限界は，心理学分野での ASD 研究をバロン＝コーエンの研究に絞って分析した点である．「心の理論」欠損説以外にも ASD に関する理論が存在し議論も豊富である以上，ここでの結論は限定的である．

このような限界を踏まえてもなお，バロン＝コーエンの研究が ASD 研究に与えた影響は非常に大きく，そのバロン＝コーエンの著作物に，私たちは障害観のゆらぎと可能性を読み取ることができる．

第 3 章

「自閉症」研究における認知と
社会性の多義性

自閉症者がアプリオリに措定される存在ではなく，
その論者のもつ規範との関係（対照とされる健常者
像）の陰画として決定されてきた

医学・心理学分野の自閉症論を架橋する

「自閉症スペクトラム症候群」（ASD，以下自閉症）は，①持続する相互的な社会的コミュニケーションや対人相互反応の障害（社会性の障害）と②限定された反復的な行動，興味，または活動の様式（常同行動）の2つの基本的特徴をもつ，神経発達障害群の一種である．これらに加え，人称代名詞の不適切な使用などの認知 - 言語障害を伴う場合もある．

以上の特徴は幼児期から認められるが，障害の度合いは発達段階・年齢などによって異なるため，2つの基本的特徴を有する人々を一つの集団と見なし，健常者とも連続するスペクトラムな障害として理解される（American Psychiatric Association 2013）．日本では2003年の特殊教育から特別支援教育への転換や，2004年の発達障害者支援法の制定に伴い，いわゆる「発達障害者」とされる人々への注目が高まった．さらに，自閉症を社会学的な視野から論じる試みも見られるようになってきた（竹中 2008，立岩 2014，Silberman 2015など）．

今日の自閉症論の動向として，自閉症者本人による議論への参加と，認知の障害という言葉の日常語への受容という出来事がある．テンプル・グランディン（Temple Grandin, 1947～，本書97，100頁以降参照）を始めとする自閉症者たちが，従来の自閉症に対する見解へ異議申し立てを行い，自閉症者独特の認知は，認知の障害や異常ではなく認知の差異であり，ユニークな特徴に過ぎないと主張をしている（Grandin 2008）．

発達障害の医療化については，ピーター・コンラッド（1976）の「多動症」を対象とした研究がある（Conrad. P., 1976）．しかし多動症で「逸脱」とされる性質や，投薬治療の可能性などは，自閉症の病理化と事情が異なる．主要な先行研究は発達障害を一つにまとめて論じており，自閉症の病理化の前提となる規範へ着目した研究は体系的に行われていない．

そのなかで，片桐正善（2011）は，研究者による自閉症の描写を「社会（Social）」という語句に依拠して整理・検討し，自閉症概念の変遷を明らかにした．そして児童精神医学者レオ・カナー（Leo Kanner, 1894～1981）によって始まった医学的な自閉症研究を参照し，社会性の障害という言葉が一般化したの

が，自閉症研究者であり自閉症児の親でもあるローナ・ウィングの運動以降であることを示した．その一方，Social という言葉に分析を絞っているため，そこで示唆される社会性とは，自閉症児の就学権の獲得や大衆への自閉症の啓蒙などが目的だったウィングの運動を背景とした公共圏に属する事象であり，親子間で気持ちが通じ合わないような素朴な対人関係の問題は明確に分析対象とされていない．

　中村和生ら (2013) は，発達心理学の分野で自閉症をある程度説明しうる説として支持されているサイモン・バロン = コーエンによって提唱された「心の理論」による他者理解の定義を分析している．しかし，他の自閉症概念では他者理解がいかに想定されているかという点と比較して心の理論の独自性を解明するに至っていない．

　社会的規範から外れる人は逸脱者として定義され社会統制の対象となると考える社会統制論の枠組みからすれば，自閉症者を含む発達障害者もまた逸脱者とされていることは明らかである．自閉症を逸脱とする知識体系として，特に医学と発達心理学が挙げられる．先に挙げた片桐および中村らの研究は，自閉症研究に含まれる自閉症概念を明らかしようとする点では共通だが，それぞれ医学と発達心理学における主要な自閉症論を検討したために異なった結論に達している．それらの研究成果は医学と発達心理学の領域で分断されているため，それぞれの領域で支持される自閉症論の比較・検討は行われていない．

　本章の目的は，医学と発達心理学を架橋し，より総合的な自閉症研究の基盤を構築するために，2つの領域が自閉症を病理化する際に前提とする規範を抽出することである．

1．分析対象

　ここでは自閉症研究の原点に立ち返るために，自閉症を児童特有の病として「発見」したカナーの自閉症概念と，自閉症をある心理学的能力の欠損として主張したバロン = コーエンの自閉症概念を，用いた事例など実際の記述を踏まえて分析する．カナーは，優れた臨床報告で知られる自閉症研究の始祖であり，

その研究成果は現在の自閉症研究の基盤となっている[†1]．医学的な研究に加えて，1980年代以降に自閉症の基本障害とは何かを問う研究が行われるようになり，バロン＝コーエンを始めとする発達心理学的な知見からの自閉症論が登場した（石坂 1996，Wing 1997b＝2001，Shorter 2005＝2016など）．本研究は，医学的な自閉症の定義と，児童の問題として自閉症を扱ってきた発達心理学分野の自閉症の定義を，「自閉症とは何か」を論じ，対象化・相対化して検討することで，自閉症概念に特有の規範を明らかにする．その際，医学・発達心理学のどちらの領域でも自閉症を記述する際に頻繁に用いられ，継承されてきた「認知の障害[†2]」と「社会性の障害[†3]」というフレーズに着目し，意味の構造とその関連を明らかにする．そして，自閉症研究における健康と病理に関する規範を問い直す．

　本章の構成は次のとおりである．2節と3節でカナーとバロン＝コーエンが自閉症者の認知と社会性をどのようなものと主張していたか，実際の記述に基づいて分析する．4節で両者の自閉症概念の比較を行い，5節ではまとめとして，自閉症研究におけるさまざまな多義性を踏まえることで，今日生来的な器質的障害として理解される自閉症を対人関係に関する規範という視点から検討する意義を考察する[†4]．

---

†1　カナーとほとんど同時代（1944年）に，著名な自閉症研究者であるハンス・アスペルガーも酷似した特徴を報告する論文を執筆している．カナーが英語圏で研究を行っていたのに対し，アスペルガーの研究は第二次世界大戦末期にドイツ語圏で行われたため，その業績はウィングが，自閉症的な性質をもちながら一定の知能を有する子どもをアスペルガー症候群として取り上げるまで注目されなかった（Shorter 2005＝2016）．本研究ではショーターの記述にならい，カナーの報告した自閉症者とアスペルガーが報告した自閉症者がほぼ同じであったとして，カナーの記述に分析の対象を絞っている．

†2　齋木潤は，認知の用法がさまざまであると断った上で，「狭義には，単語，顔，複雑な物体等を認識する過程，すなわち過去の経験を通じて学習した事物を再認する過程」と，「認知心理学という場合には，記憶，注意，言語，運動統御，思考，問題解決，意思決定等，幅広い心的過程を含む」（齋木 2014：113）として分けて定義している．またカート・ダンジガーは，「西洋の心理学的現象の分類の背後で当然視されている区別のもうひとつの例として，合理的なものと非合理的なものの区別，認知的なものと感情的なものの区別」（Danziger 1997＝2005：9）があると述べ，「認知（cognitions）」は「情動（emotions）」から切り離されたものを指すときに使われる言葉であるとする．認知が障害されているということは，特定の対象を情報として上手く処理できないことを意味する．

†3　DSM-5（APA 2012）は，自閉症の診断基準に「複数の状況で社会的コミュニケーションおよび対人的相互反応における持続的な欠陥」と「行動，興味，または活動の限定された反復的な様式」の2つを定めているが，本研究は社会性の障害に対する各論者の考察に分析を絞る．言語や行動の異常が可視的で命名・分類が比較的容易であるのに対して，社会性の障害は障害の有無を見出す時点で見立ての差異が生じ，論者が各自の言葉によって説明を施そうとする際に差異が生じるためである．

2．カナーの自閉症概念——生来的な感情的接触不可能説

2-1. カナーによる自閉症の基本的特徴

　ジョンズ・ホプキンス大学の児童精神医学者だったカナーは1943年に「情動的交流の自閉的障害」で11の特異な特徴をもつ人々を報告した．そのなかで，当時類似する疾患と思われていた統合失調症と比較して，その特徴を「その子どもたちが生まれたときから，人と状況に普通の方法で関わりをもてないことである」(Kanner 1973＝2001：44) として，基本的な障害像を示した．これは統合失調症が通常思春期までの成長には障害がなく，それ以降に発症するのと対比して，自閉症が生下時からの障害であることを示しており，カナーにとって自閉症児の特徴は「極端な自閉性，強迫性，情動性，そして反響言語の組み合わせ」(ibid.：53) に集約される．

2-2. カナーによる認知の障害

　自閉症児が外部に対して無関心であることと，外部を理解していないことの差異を述べるため，カナーは自閉症児たちの認知を論じた．これは当時，外からの働きかけに対して反応の悪い自閉症児が，しばしば聾や精神薄弱と見なされたことと関連している (ibid.：44)．

> 　ことばのある子どもたちの驚くべき語彙，数年前の出来事についてのずばぬけた記憶力，詩や名前の異常な機械的暗記，複雑な模様や順列を正確に再現することなどは，普通いわれる意味でのよい知能（good intelligence）を示すものである．ビネや類似のテストは，接触をもちにくいため施行できなかったが，セガン型板はみんなよくできた．(ibid.：51-2)

　カナーはここで認知を狭義の主に対象認識の意味で用いている．そして観察

† 4　自閉症像の変更に関する大きな出来事として，予後調査等の研究の蓄積に伴う児童精神分裂症から発達障害への診断カテゴリーの移動がある．カナーによる Autism の命名以降，診断名や原因の推定とも併せて議論が必要な出来事であるが，本書においては検討の対象を自閉症研究の中でも基本的な特徴記述に絞り，時間経過による自閉症の症状変化に対する評価は行わない．これについては小泉義之 (2014, 2015) が詳しく論じている．

やテストによって確かめられた広義の認知に属する記憶や言語，注意などの面でも，自閉症児たちが優れていることを認めていた．つまり，カナーに代表される当時の考え方では，自閉症児たちは認知を障害されていなかったのである．

2-3. カナーによる社会性の障害

では，カナーは現在でいうところの社会性の障害をどのように記述していたのか．外部と特殊な関係を結ぶ子どもたちの特徴を，カナーは次のように記す．

> 私たちの子どもたちは，彼らの孤独を妨げる恐れのない対象物に対して，優れた，目的のある，"知的な"関係を確立し，維持することができる．しかし，子どもたちは，最初から不安げに緊張しながら人々に対して鈍感で，長期間あらゆる種類の直接的な情緒的な接触をもたない．もし他者に対処することが避けられない場合，その人の手や足が明確に分離された対象として一時的な関係が形成されるが，それはその人自身とではない．[5]
> (ibid.：53)

自閉症児が物と良い関係をもち人に対して部分的に関わるという状態を，自閉症児と交流したい大人たち（主に親）は，「子どもは，いつもひとりで満足し，私は彼を放っておくことができたが，彼は歩き回ったり，歌ったりしながら，大変楽しそうにしていた．私は，いまだに彼が親の気をひこうとして泣くのをみたことがない」(ibid.：17)や「接触 "reach" できなかった」(ibid.：83)と表現した．

カナーの報告には，度々，自閉症児がある種の優れた知性を有するにもかかわらず，親や他の子どもと関係を形成できない「問題」への言及が見られる．それは乳児が抱き上げる親に身体を沿わせず，親と離れることをまったく気にしないなど，健常児であればごく「自然に」発生するだろう他者を求める反応の欠如である．カナーの自閉症概念の中核には，正に他者が自閉症児に reachできない状態があると想定できるため，著者はカナーの自閉症論を生来的な感情的接触不可能説と呼称したい．

---

[5]　この箇所は著者が文脈に合わせて一部を翻訳し直した．

1970年代以降，1943年の論文で言及した自閉症児11名のうち2名が，「社会的機能を果たせるような生活様式をその児童期に身につけたということが確認された」(ibid.: 209)．そこでカナーは「就労できるまでに社会に十分受け入れられ，明白な行動上の問題もなく人々の中に入って行き，そして家庭，仕事場，その他相互交流の場においても人々に受け入れられていると考えられた症例」(ibid.: 209) を対象に，彼らの「社会適応」を考察した．

1972年の論文「自閉症児はどこまで社会適応可能か？」で，1953年以前にカナーのクリニックで診察を受けた96名の自閉症児のうちの9名が，成人後「社会に参加し，仕事をし，自活して」(ibid.: 209) いる状況が示された．一部の自閉症児の予後は非常に良好で，「彼らはいまだ孤立しているようにみえるけれども，孤立していることから脱却し，グループ参加という相互作用の手段を見出した」(ibid.: 233) のであり「彼らの社会適応は一般のそれと異なるものではない」(ibid.: 234) と評価するに値した．

その際，なお彼らを健常者ではなく自閉症者たらしめるものがあるとすれば，それは「真のかかわりあいの欠如」(ibid.: 232-3) という言葉で表現された，男女交際や結婚に関する態度やふるまいであった．

> 義務にかられたその場かぎりのものであるが，個人的友情関係を形成しようと試みられた．これらは，成功というには程遠かった．失敗しても，明らかに強い欲求不満におちいったり，自己や他者を非難したりするようなことはなかった．(ibid.: 234)

カナーの聞き取りによれば，自閉症者たちは成長に伴い，言語的相互行為や家族とのキスやハグ，規則への従属など，生活上の相互行為を儀礼的に理解し実践可能となった．さらに，自身に男女交際を持ちかけられていると理解した上で，金銭的浪費や時間的拘束，あるいは「親密さ」を好まないために，それを拒んだ．調査対象の9名全員が結婚に対して意欲的でないことは，自閉症者の一部が「真のかかわりあい」(ibid.: 232-3) を好まない傾向を示している．そして，この追跡調査で明らかになった自閉症児たちのありようは，カナーが1943年の段階で早期に記した観察と類似しているように思われる．カナーは初期の観察で，自閉症児が自己の性質を保ちつつも，いくぶん譲歩して外部に慣れる

様子を記している.

> 孤立と同一性への基本的欲求は，本質的にかえられないままであった．しかし程度の違いはあるが，孤独から脱出しており，子どもの考えでは少なくとも数人の人間を受け入れ，経験が十分に増えて，非常に狭い概念内容しかないと思われた初期の印象が打ち消された．（…）われわれの子どもたちは，初めから完全な局外者であった世界に，用心深く触手をのばしながら，しだいに歩みよってゆくのである (ibid.：54).

　カナーの示した認知とは，物体認識，あるいは記憶，言語，特に物に対する注意能力であり，社会性の障害とは特に親密な個人同士の関係をもたないことであった．カナーが観察した自閉症児たちは，成長過程で多くのスキルを習得し，表面的な社会適応を成し遂げた．しかし「真のかかわりあい」には興味をもたず，実践にも失敗していた．よって，カナーの示した自閉症者は最も予後の良い人でも，感情的な接触は不可能な存在であった．これが生来的な感情的接触不可能説に含まれた自閉症者像である．では，発達心理学ではどうだったのか．

3．バロン＝コーエンの自閉症概念——心の理論の欠損説

3-1. 心の理論と誤信念課題

　心の理論（Theory of mind）は，発達心理学において自閉症を論じる際の核となる理論である．心の理論は，プレマックとウッドラフが社会性のある霊長類を観察した結果として提唱された心理学的仮説である．彼らは，チンパンジーが意図のような精神状態の推測と他者の行動予測ができることを明らかにし，それを可能としているのが心の理論であると主張した (Premack & Woodtuff 1978).

　その後，ヴィマーとパーナーが「誤信念課題（false belief task）」を考案し，子どもの心の理論の有無の計測を試みた．たとえば，有名な誤信念課題のひとつである「サリーとアンの課題」では，次の人形劇を子どもに見せる．ある部屋で遊んでいたアンはおはじきを籠の中に入れて外に出る．次に入室したサ

リーはおはじきを籠から棚へ移して外へ出る．その後部屋へ戻ってきたアンが
おはじきを求めてどこを探すかを，子どもに尋ねる．このとき子どもたちは，
①アンと自分の意図が異なること（自分は現在のおはじきの位置を知っている
が，アンは知らない），②アンが誤った信念（おはじきは籠にある）をもつこ
とを理解して，籠と答えなければならない．もし自分と他人の意図を分けるこ
とができない場合や，事実と異なる思い込みをすることが理解できない場合，
棚と答えてしまう．実験を通じて，3歳未満の子どもは上手く答えられないが，
3-4歳の間に急激に正答率が上昇すること，つまり心の理論が使用可能になる
ことが確認された（Wimmer & Perner 1983）．

3-2. バロン＝コーエンが考える認知の障害

　この実験を自閉症児に応用したのが，バロン＝コーエンらである．彼らが誤
信念課題を実施したところ，自閉症児は健常児に比べて正答率が有意に低いこ
とが明らかになり，自閉症児の認知的欠損が強調されることとなった．

> 　このコミュニケーションの障害は自閉症の中核症状の一つである．すな
> わち，それは対人的な状況の理解とそれの対処に関する重度の障害であり，
> IQとは関係が無い．それに加えて，とくに，精神遅滞，斑状の能力，〈同
> 一性の保持〉といった症状が生じうる．しかしながら，自閉症を特徴づけ
> ているのは，正常な対人関係を展開できないという症状なのである．（Bar-
> on-Cohen et al. 1985＝1996：42）

　バロン＝コーエンがいう認知の障害とは，心の理論を欠損していることであ
り，その結果，他者の意図や動機が推論できなくなることである．また，「心
の理論」の欠損がコミュニケーションの障害へ繋がると主張していることから，
認知という言葉には，対人関係が射程に入っていることが窺える．

　この認知的欠損を明らかにするために，健常児およびダウン症児にも同様の
誤信念課題を実施した．特に重度の精神遅滞をもつダウン症児が誤信念課題で
好成績を収めた．その一方，自閉症児が意図を推測する必要がある課題が上手
く答えられないのに対し，記憶や事実を確認する質問には正しく回答できたと
いう結果が得られた．このことから「全般的な知的水準とはほとんど関係がな

く，また特定の認知行為ができないことによる振り遊びの欠如と対人機能障害の両方を説明できそうな認知障害（cognitive deficit）」(ibid.: 47) として自閉症の特徴を提示した．これ以降，誤信念課題は心の理論が獲得されているかどうかを判別する「リトマス紙」と理解されるようになり，自閉症が心の理論の欠損によるものとする立場である「心の理論仮説」が成立した．

ただし，心の理論欠損説は全ての自閉症児には当てはまらず，バロン゠コーエンは誤信念課題を受けた自閉症児の約20%が正答した事実をどのように理解するかという研究に取り組んだ．

その際決定的に重要なのは，ジョン・フラベルの他者視点取得（perspective-taking）の考えを基礎においていることである．「レベル1の視点取得とは，ある客観的な事実に関する他者の考えについて考える能力であり，レベル2の視点取得とは，ある客観的な事実に関するある人の考えについてのさらに別の人の考えについて考える能力である」(ibid.: 52) と紹介し，誤信念課題をより複雑にした「ジョンとメアリーのアイスクリームの課題」を行った[†6]．

まずサリーとアンの課題で，ある人がある個人の信念を推測する能力（Aは○○であると信じている）を確認し，課題に正答した29%の自閉症児に対して，このジョンとメアリーのアイスクリームの課題（AはBが○○であると信じていることを信じている）を実施した結果，この課題に正しく答えられる自閉症児はいなかった (ibid.: 52-7.)．一方，比較対象として選ばれた，より精神年齢が幼い健常児やダウン症児はこの2つの課題をクリアしたことから，バロン゠コーエンは「この結果は，低次の心の理論が発達している自閉症児であっても，もっと複雑な心の理論の獲得において，特異的な遅滞があるというわれわれの予想を支持してくれる」(ibid.: 58) と結論した．

---

†6　これは次のような人形劇である．
　　ジョンとメアリーが公園にいた．ジョンはアイスクリームが欲しくなるが，お金をもっていなかった．するとアイスクリーム屋が「ずっと公園にいるから家からお金を持っておいで」といったので，ジョンはお金を取りに家へ戻った．しかし，アイスクリーム屋は気が変わって，メアリーに「公園で待つのは止めて教会へ行く」といってそこを立ち去った．ジョンは偶然アイスクリーム屋に会い，教会へ移動することを教えられた．一方，メアリーはジョンの家に行き，ジョンはもうアイスクリームを買いに出かけたと知った（Baron-Cohen 1989＝1996）．
　　これはメアリーの信念を問う課題であるが，「AはBが○○であると信じているということを信じている」という入れ子の構造をもつため，以前のサリーとアンの課題よりも複雑になっている．

バロン゠コーエンが認知のなかに含まれるいくつかの心的過程を「高次」と「低次」に分け，さらに高次のものの中でも「信念」(belief) に特別な重み付[†7]けを行った上で認知の質を論じたことは，それ以前の知能や言語に着目した自閉症理解とは大きく異なる．バロン゠コーエンは「自閉症の欠損が心理学的側面に限定されており，物理的側面や因果的側面に及んでいないことを示唆するものである」(Baron-Cohen 1993＝1997：86) と，自閉症の原因が脳機能の全般的な欠損であるという従来の研究 (Rutter 1978など) とは異なる障害状態があると主張した．特に，多くの認知的機能のうち，他人の信念を予測するという機能だけが欠損していること，また，それを生まれながらの欠如ではなく「健常であれば何年か前に出現しているはずのもっとも低いレベルの心の理論が，自閉症児でも最終的には発達する可能性があるということ」や「自閉症ではこのメカニズムの発達が特異的に遅れている可能性がある」(Baron-Cohen 1989＝1996：51) など，発達遅滞として理解する道を示したことは，自閉症像を新たに提供したといえる．

3-3. バロン゠コーエンにとっての社会性の障害

　バロン゠コーエンは「自閉症児は今目の前にある対人的状況であれ，予測不可能で理解できないものと考える．自閉症児はある意味で〈人と物を同じように扱う〉とよくいわれる」(Baron-Cohen et al. 1985＝1996：42) と，社会性の障害に言及する．これは自閉症児が他者は自分とは異なる信念をもつことが理解できないという前提に始まり，他者の信念や動機を推量できない状態へ至ることを意味する．

　バロン゠コーエンは室内をうろうろ歩き回る人を例に出す．心の理論を有する人ならば，"探し物をしているのだろう"などとその行為に何かしらの意図や動機を見込み，見えない部分を補って行動を理解しようとする．そして意図や動機の仮定に基づき，次にその人が起こすだろう行動を説明する「『おそらく』という長いリストを作る」(Baron-Cohen 1995＝2002：21) ことができるという．

---

†7　信念とは「確定的でない証拠に基づきながら真と受け入れられる命題の総称．信念は根拠のない意見よりは確固としたものであるが，知識ほどゆるぎのないものではない」(Colman 2001＝2004：352) ものを指す．

バロン゠コーエンは，他者の信念を推定することと，その推定に基づいて他者の次の行動を予測することをあわせて他者理解としていた．よって，その能力が制限されていることは「自閉症の被験者は他者に信念があると想定することができない．それゆえ他者の行動を予測しなければならないとき，非常に不利な立場に立たされることになる」(op. cit : 46) など，さまざまな場面で他者からの働き掛けに上手く対応できず，対人関係上の不利益を被ると主張した．

心の理論欠損仮説では，知的能力そのものよりも，他者の信念の推測という限定的な認知の欠損こそが自閉症の本質的な問題とされ，その結果，日常的なやりとりにも困難をもつような質的に低い他者理解に留まる人として自閉症は描かれたのである．

しかし，この心の理論の欠損が即座に社会性の障害に繋がるとの主張には批判もある．認知心理学者であるフランチェスカ・ハッペは，自閉症児に行われた誤信念課題の結果を検討し，「成功者」たちは「心の理論課題にすべて成功するだけでなく，対人場面を洞察し，字義通りでないコミュニケーションを理解する」(Happe 1994＝1997 : 140) が，「このような自閉症者も依然として現実生活で障害があるのかは，謎のままである」(ibid. : 140) と結論づけた．心の理論欠損説はある特定の実験方法によって障害を抽出しようとする試みであり，「考えうる一つの説明方法」(ibid. : 140) として理解される必要がある．

4．考察——各自閉症論の異同

4-1. 認知という言葉の用法

以上，カナーとバロン゠コーエン，それぞれの研究者が自閉症者の認知と障害の特徴について言及した箇所を概観した．この節でこれらの研究を改めて比較し，異同を明らかにする．

まず，生来的な感情的接触不可能説であれ，心の理論欠損仮説であれ，自閉症者が生まれながらに何らかの能力を欠損し，外部との，特に人との関わりにおいて逸脱した状態として定義する点で共通している．しかし，どのような能力をどの程度欠損し，結果としてどのように具体的な障害状態へ至るかについ

ては論者により異なる.

第一に,認知という言葉に含意される能力の違いがある.感情的接触不可能説では,認知は狭義の意味で用いられ,専ら個人の知的な能力を指す.そして自閉症児は「よい潜在的認知能力（good cognitive potentialities）」と「普通いわれる意味でのよい知能」(Kanner 1973＝2001：51-2) を有すると見なして差し支えないと考えられた.

それに対して,心の理論欠損説では,認知のなかに他者のある行動の動機を推測し,その後の行動を予測することを含む.バロン＝コーエンが主張した心の理論は,知能低下のあるダウン症児との比較が行われたことからも明らかなように,IQ として計られるような知能とは区別される能力である.心の理論欠損説はある個人が心の理論を有しているならば,自然に発生する推測に基づいて他者に対する適切な応答が可能であるとしており,心の理論は個人的な能力であると同時に相互性を前提とした能力であるといえる.

生来的な感情的接触不可能説と心の理論欠損説の検討から,認知という言葉が,個人の能力を指していわれる場合と,外部との何らかの相互性を指す場合の 2 つの意味をスペクトラムとして含む多義性をもつことがわかる.今日自閉症を論じる際に用いられる認知という言葉には,他者への使用を想定した相互性がある程度含まれていることが,「認知の障害」という個人の能力の障害と「社会性の障害」という他者との関係で起きる問題を結びつける上で,重要な役割を果たしていると思われる.そして,生来的な感情的接触不可能説では自閉症に認知の障害はないが,心の理論欠損説では自閉症には生来的な認知の障害があると見なす点で異なることに注意が必要である.

4-2. 各研究者の対照群の違い

自閉症者の特徴を示すために,両論者共に自閉症ではないとされる人との比較を行っているが,比較対象は各研究で異なる.この違いが自閉症論を展開する際どのような影響をもたらすのか.

生来的な感情的接触不可能説では,特に既婚男女が比較の対象である.カナーの研究によれば,一部の特に予後の良い自閉症者は10代半ばに「子どもというものは友だちがあるものだということを『知った』」(Kanner 1973＝2001：232)

あと，友情を得ようと努力し，失敗した．そして自身が「真の仲間関係をつくりえない」(ibid.: 232) と思えば，自身の能力を活用することで集団との接触を試みた．この努力は成人後も続き，やはりパートナーを得ようと「社交的につきあった」り，「実験し」た (ibid.: 233)．カナーは自閉症者が個人的な友情関係をある種の義務として捉え，ぎこちなく取り組んでは失敗し続けたことを特筆している．また，自閉症者にとって個人的に親密な関係をもつことが「自然」に感じられることはなく，親密な関係を楽しむ様子も見られなかったようである．家族や労働者として受け入れられ，多くの義務に適応した自閉症者であったが，「健康な」成人男女と比較した際に，自ら個人的友情関係を求めないことが社会性の障害として浮き彫りとなったのである．

それに対して，心の理論欠損説では，健常児（特に4歳児）とダウン症児が比較の対象とされた．誤信念課題を実施した際，健常児だけでなく重度の精神遅滞をもつダウン症児が，誤信念課題においては自閉症児の成績を上回り，ほとんど上限に近い成績を収めた．自閉症児が他者の信念や意図を推測する必要のない課題では，健常児やダウン症児よりも上手く回答できた事実と総合し，心の理論欠損説では自閉症の障害が他者の信念の推測に関するごく限られた能力の欠損であり，それが自閉症という障害の中核的特徴であると見なす．特に自閉症児よりも精神遅滞のあるダウン症児を比較してその欠損を示したことは，心の理論が非常に基礎的な能力であることを強力に印象づけたと思われる．

対照群の違いは，最終的に到達できない点なのか，最初のつまずきなのか，社会性の障害をどう理解するかの違いに反映される．

4-3. 非自閉症者はどのように健康か

ここまで，自閉症研究で用いられる認知という言葉に含まれたさまざまな意味，社会性の障害として想定される状態の差異，比較対象の違いから自閉症の異なる側面が照射されてきたことを示した．これらを踏まえ，各自閉症論が非自閉症者としてどのように「健康な」人々を想定しているかを提示したい．

生来的な感情的接触不可能説では，自閉症者の認知は障害されていないが，何らかの理由で「普通なら皆もつことのできる人々との感情的接触が生得的に形成できない」，「情動的反応性の体質的要素」(ibid.: 55) が仮定された．事例の

表1　本研究における各自閉症論の分析結果の一覧

論者	認知の障害	社会性の障害	比較対象	想定される規範
カナー（感情的接触不可能説）	認知の障害はなし.	婚姻や友情をもつなど個人的に親密な関係をもつことができない.	正常な成人男女	自然に個人的に親密な関係をもつのが健康人である.
バロン＝コーエン（心の理論欠損説）	他者の動機や意図を推測する能力（心の理論）の発達の遅れ. ただし, 発達したとしても健康人のレベルには到達しない.	心の理論を欠損しているので他者の行動が予測できず, そのため適切な応答ができない.	4歳児,（知能低下のある）ダウン症児.	自然に他者の意図を汲み取り適切な反応をすることは4歳以上の健康人に可能である.

　なかの自閉症成人たちは親密な関係をもつ機会に恵まれながらも, それに興味を示さず自ら遠ざかったことが記されている. 他者との関係に興味をもたない自閉症者は当時の価値基準に照らして奇妙に見えていたことが窺え, この説では, 友情や結婚といった親密な人間関係をもつことが, 一つの健康の基準となっているといえる.

　心の理論欠損説では, 他者の意図や動機を推測する能力（心の理論）が障害されているという立場をとる. この能力は生まれながらに人に備わっていて, 成長に従って適切な年齢になれば使用できる能力である. 心の理論欠損説では, 認知を上位のものと下位のものに分けており, 心の理論は上位のものに属する. よって, 心の理論の欠損は部分的な欠損であるものの, 他の認知（対象認知, 知識, 記憶など）に比べてより重大な認知を欠損していると見なす. そして, 心の理論欠損説では, 他者の信念や動機を推測し行動を予測する心の理論をもつことが健康の要件となっている. また, 心の理論は4歳前後には自然に使用可能になる必要があり, 後天的なものでは十分に補われることのない基礎的な能力である. 心の理論欠損説では, 健康な人は常に他者に対して関心を払い, 視線を配り, 言葉や行為に隠された他者の意図を絶えず推測することを課せられているといえる.

　このように, 自閉症論では認知という言葉へ込められた意味に加えて, その障害の影響がどの段階で現れると見なすかで立場が異なる. そして, 以上のことから, 自閉症者が誰かを論じることは同時に健康な人々を論じる試みであったとわかる. 中村ら（2013）の指摘にもあったように, 自閉症者と健常者を二項

対立として描く手法は，本章で検討したどちらの自閉症論にも共通している．
そしてその対照関係が，主に選び出されるサンプルを変えることで変更されて
きたことは，自閉症を論じる前提条件のなかにある操作性として留意が必要で
ある．

小括

　本章は，主要な自閉症論を取り上げ，そこで用いられる認知の障害と社会性
の障害というフレーズに込められた意味を検討し，認知の障害と社会性の障害
がどのように関連づけられて論じられてきたかという構造と，そこから反射的
に示される健常人の存在を明らかにした．
　認知という言葉は自閉症研究で頻繁に使用され，1つの観点として受け継が
れてきたものだが，論者によって付与された意味が異なるならば，自閉症研究
が一定の方向へ洗練されてきたとする見解に疑問が生じる．社会性の障害は，
特に心の理論欠損説の登場によって自閉症の中核的障害として見られるように
なった特徴であり，それを指摘した心の理論欠損説は自閉症研究史上の一種の
ブレークスルーと評価されることもある[8]．しかし，社会性の障害を他者との何
らかの相互作用として広く解釈すれば，心の理論欠損説以前の論者（本章では
カナー）も，自閉症者の外部との相互作用については関心を払っており，その

---

†8　バロン＝コーエンの共同研究者だったウタ・フリスの『新訂 自閉症の謎を解き明かす』（Frith
　　2003＝2009）の訳者である冨田真紀は，あとがきで自閉症研究に対する心の理論の適用がいかに画期
　　的だったのかを次のように記す．

　　　　発達心理学から心の理論概念を導入し，また歴史的過去における自閉症の痕跡を探るなど，学
　　　際的な視点から初めてその全体像を記述しました．そしてその背景には，自閉症に特有の情報処
　　　理の弱さと強さがあることを提起しました．こうした新たな視点は，現代の自閉症観の基礎を
　　　作ったとさえ言える，その解明史の最大のブレークスルーの一つでした．世界各国で翻訳されて，
　　　「現代の古典」（オリバー・サックス）として，高い評価を受けました．自閉症の「心の理論」欠
　　　損説は，自閉症の分野だけに留まらず，多くの先端的な人間科学の分野でも広く引用・紹介され
　　　るところとなり，私たちの人間理解そのものにも深い影響を与えるまでになりました．（冨田
　　　2009：396）

　　　この記述から，心の理論が自閉症研究に与えたインパクトと，心の理論を通じた人間理解が自閉症
　　児と非自閉症児の双方に適用されていたことがわかる．

「奇妙さ」に言及する痕跡を読み取ることが十分に可能であることもここでは明らかにした.

そして,本章では,論者によってそれぞれ異なった意味が付与されたフレーズを用いて展開される自閉症論が,それぞれ独自の異なった自閉症の障害像をもつと同時に,あるべき健康な人という重なり合いはあるが互いに異なった規範を有することを示した.

しかし,各自閉症論を分析する際に依拠すべき分野と方法論を厳密に設定できず,認知心理学や認知科学のもつ学問的背景やその歴史展開と自閉症論がどのように符合するかについては,十分組み入れることができなかった.本書では,医学分野での自閉症論と心理学分野での自閉症論を同時に検討するために,認知の障害や社会性の障害を一般的な意味で分析したが,より緻密な分析のために,各学問分野での歴史的変遷を考慮することは適切な分析手法の設定と共に今後解決すべき課題である.

本章で検討した自閉症論は,自閉症者は何らかの異常をもつという前提を共有しており,特に健康な人々との比較から「違っていて,劣っている」存在として自閉症者を描いてきた.しかし,近年「定型発達」(neurotypical)という言葉が自閉症者コミュニティで普及しつつある.これは非自閉症者を指す,「神経学」と「典型的」という言葉を掛け合わせて考案された言葉である (Sinclair 1998b).この言葉を使用するとき,非自閉症者は健康な成長をした人ではなくあくまでも典型的な成長をした人となり,自閉症者は典型的な成長はしていないが不健康な人ではなくなる.

本章は,自閉症者がアプリオリに措定される存在ではなく,その論者のもつ規範との関係(対照とされる健常者像)の陰画として決定されてきたことを明らかにした.そして,この構図が定型発達という言葉の普及にも適用されるならば,自閉症者は「違っているが,劣ってはいない」人々として,長らく置かれてきた異常の領域から脱する可能性を手にするだろう.

今日自閉症はスペクトラムな障害として理解され,それを逸脱とする規範を単純に一義的に抽出することは困難である.しかし,今日の自閉症と自閉症研究のスペクトラム性を考える上で暗黙に想定されてきた規範を明示化することは有用である.

第 4 章

自閉症者の語りの
「プロトタイプ」の創出

語る ASD 者の登場によって，グランディンが示し
た ASD 者像への異議申し立てを含む ASD 者によ
る言説生産が，今後活発になっていくのである

この章以降では，ウィングが牽引した自閉症のスペクトラム化にともなって確認された，言語的な障害のない ASD 者によって語られる自閉症論を分析していく．

自閉症者が語る主体となるとき

　自閉症スペクトラム障害（Autistic spectrum disorder 以下，ASD）は神経発達障害群の一種で，「複数の状況で社会的コミュニケーションおよび対人相互反応における持続的な欠陥」（社会性の障害）と，「行動，興味，または活動の限定された反復的な様式」（常同行動や強いこだわり）(APA 2013＝2014 : 49) の 2 つの特徴で定義され，知的障害や言語障害（人称代名詞の不適切な使用やおうむ返しなど）をもつ場合もある．これらの特徴は通常低年齢で確認されるが，状態はさまざまである．よって，生活全般に支援を要する人から，就労など自立した生活を営む人までが ASD と診断されうる．診断名に含まれた「スペクトラム」の語は連続体を意味しており，このグループの内実が多様であることを表象するものである．

　ウィングとグールドは，ロンドンのある地域で実施した調査によって，典型的な自閉症の経歴がない児童にも「社会性の障害」が見られたことから，社会的相互作用の質に基づく分類を構想した (Wing, L. & J. Gould, 1979)．そして医師であるウィング (1997) は，多様な臨床像があり「名前のついた症候群を特定するための固有の混乱を回避する」ために ASD を提案した (Wing, 1997a : 1761)．彼女の提唱した ASD は「生涯にわたる影響を伴う発達障害のグループで構成され，それは社会的相互作用，コミュニケーション，想像力の 3 つ組の障害と，行動（狭く，反復的な行動パターン）が共通している．スペクトルには，カナーとアスペルガーによって最初に記述された症候群が含まれるが，それらよりもより広い」(ibid.)．そして ASD が，深刻な学習障害をもつ人々から平均またはそれ以上の優れた能力をもつ人々の間で広く観察できると述べた (ibid.)．

　自閉症の疾病概念の拡大を，社会学者のハッキングは「1950 年代に，これは人で在る方法ではなかった（In 1950 this was not a way to be a person.）．人々

は彼ら自身をこの方法で経験せず，彼らはこの方法で彼らの友人，家族，雇用者，カウンセラーと関わり合わなかった．しかし，2000年には，これは人で在り，自分自身を経験し，社会で生きる方法になった」(Hacking 2007 : 303) と表現した．先行研究の多くが，ASD の定義が時代ごとに変化し，それにともなってASD とされる人々も変化したことを指摘している (Eyal et al. 2010, Evans 2013など)．よって，社会学ではしばしば，ASD は構築物であると見なされている．

他方で，生まれつきの神経的差異は尊重されるべきであるという主張および社会運動（Neurodiversity）が近年 ASD 者本人によって展開され，また，ASD 者の独自性を捉えようとする研究も行われている．

自閉症がスペクトラム化し，より多くの人を巻き込む「人で在る方法」になったのは比較的最近の出来事である．そして，このような新しいフレームの定着に貢献したのは，ASD 者本人による発信である．1986年にアメリカのASD 女性，テンプル・グランディンが自伝を出版して以来，ASD 者が自身の経験を語ることは一般的になった．

イギリスの社会学者であるケン・プラマーは，「通常は白人，西洋人，中産階級，上流階級の男性」などの「裕福で権力のある人々のもの」だったはずの自伝が，「社会の民主化」にともなって「周辺からの物語，境界線や違いの境界で機能し始める著作物（writings which start to work at the borders of boundaries and differences）」(Plummer 2001 : 90) も生まれ始めたと主張する．そして「彼らは自分自身についてだけでなく，世界の「他者」について，そして他者のために語る」ことから，語りは「単なる私的なものではなく，集団的な探求となる」(ibid.) のである．プラマーは自伝の両義性を次のように表現する．

> 人間の解放を確実に助け，人々が自分の人生を理解するのを助けることができる人生の物語の世界は，私たちが注意深くなければ，簡単に彼らが主張していたと思っていた本物の人生を奪い，支配，消費，自己吸収の形になるかもしれない物語のパッケージ化につながる世界でもあるかもしれない．(ibid. : 79)

自伝は苦境に立つ自分自身あるいは誰かを理解し助ける可能性と，それを消費し新しい支配を生み出す危険性をもつものである．そして，自伝の分析にお

いて「さまざまな物語が現れ始める瞬間と，それらがどのようにしてより広い社会の想像力に定着するようになるかを検出し始めなければならない」(ibid.：91) と注意を促す.

　ハッキングは著名な ASD 者の自伝を分析し，自伝が ASD の理解へいかなる影響を与えるかを分析した．そして，ASD 者の自伝はしばしば非 ASD 者に対して ASD 者の「内側」を見せるものであると理解されているが，「それよりもむしろ，自伝が既存の言語がほとんど存在しない経験を記述する方法を開発している」(Hacking 2009：1467) と論じた．川本玲子 (2009) も ASD 者の自伝を複数とりあげて分析し，彼らにとっての「物語る」意味を考察した．そして，非 ASD 者で構成された「世界」が ASD 者にとって脅威であること，非 ASD 者の脳が自動的に自己を主人公として「世界」を解釈しようとするが，ASD 者はそのような「物語化」の欲望をもたないことを見出す．そして，非 ASD 者が ASD 者の著作物を自らの解釈を押し付けることなく理解できるかと問い，「私たちは，物語という形をもってしか，生に意味を与えられないのだ」(川本 2009：145) と，ASD 者と非 ASD 者の差異を強調して論考を結んだ．いずれにせよ，ASD 者の自伝は異質な他者のありようを伝えるものとして読み解かれている．

　現在，ASD は大きなグループとして社会的に認識される一方，ASD 者による「ASD とは何か」という語りは一枚岩ではないように思われる．たとえば，ASD を個性として前向きにとらえる声と，反対に，困難な障害として治療を望む声もある．診断を求める人もいれば，恐れる人もいる．先程ハッキングらによって ASD 者の「内面」の理解に大きく貢献したといわれる ASD 者の自伝の評価についても例外ではない．歴史学者であり ASD 者のコミュニティを主催する 1 人であるサラ・プリパス - カピトは，最も早く出版されたグランディンの自伝と，ほぼ同時期に出版され世界的ベストセラーとなったドナ・ウィリアムズによる自伝を分析し，①自閉症からの「「回復」物語を促進している」(Pripas-Kapit 2020：25)，②自閉症が危険あるいは悲劇であると主張している，③自閉症によって自分が世界から切り離されているか，自分の意志で「自分の世界」に留まろうとしていると主張している，④母親を聖人として崇拝しているか，自身の ASD としての性質が家族に対して影響を与えたことを認めている，

という特徴があり，「どちらの作家も自閉症が悲しむべき障害以外の何かであるとは示唆しなかった」(ibid.: 29) 点を批判している．さらにプリパス‐カピトによれば，初期の ASD 者の自伝が専門家をはじめとする定型発達の読者に対して一定の役割を果たす一方，「自閉症の人々が家族に与えた痛みと危険を認め」(ibid.: 33) るものでもあるために ASD 者にとって有害であると指摘した．

　本章では，ASD 者として初めて自伝を執筆したグランディンの自伝的語りを分析対象として，① ASD 者にとって自閉的であるというのはどのような経験であるか，②現在の ASD の特徴の 1 つとされるスペクトラムのとらえ方という 2 点に着目して検討し，「ASD 者にとっての ASD」の語りの内実を明らかにする．その際，「障害の個人モデル／社会モデル」という障害学分野で提唱された分析フレームを用いる．障害学では「「障害」を個人の属性としてとらえ」(杉野 2007: 5) 個人に対する介入を行う従来の「障害の個人モデル」に対し，「障害学の社会モデルは，「障害」disability を社会制度に起因する「障害物」としてとらえ，個人としての障害は，これをインペアメント impairment と呼んで区別」(ibid.: 5) する．そして，「個人を障害化／無力化 disablement するものが社会のディスアビリティ disability であり」，「「障害者」とは「社会的障害物によって能力を発揮する機会を奪われた人々」(ibid.: 6) であると考え，障壁を作り出している社会の側へ変革を迫る概念である．障害の社会モデルは，現在障害に関係する分野で一定の支持を集めている．本研究でも，ASD 者にとっての「障害」のイメージを理解するための補助としてこのフレームを用いる．

　ハッキングは，特にグランディンの自伝を「基礎となるプロトタイプとして機能するように話す方法」(Hacking 2009: 1467) を生成するものとして位置づけた．ウィングが自閉症と非自閉症者の連続性を示唆して以降神経多様性が広く知られるなど，グランディンによって「プロトタイプ」な ASD のイメージが発信されたときと現在では社会的な状況などが大いに異なっている．これ以降の章で本書が分析の対象とする論者たちは，同じ時代を生き ASD 者として社会に影響を与えたが，おかれた状況や個人の状態はさまざまである．これ以降，グランディンを皮切りに各論者の ASD 像を分析することで，今日の神経多様性へとどのように展開するのかを明らかにする．

1．グランディンの自閉症論——「回復」した ASD 者としての自伝

1-1. 扱いにくい身体としての ASD と締めつけ機や投薬による個人的対処

ASD 者による発信を語る上で，グランディンの存在は重要である．ハッキング (2009) はグランディンの自伝が世に出るまで「自閉症者に精通した人は誰もこのような著作物を期待していなかった」(ibid.：1469) と書いている．また，今日 ASD についての語りはあふれているが，「テンプル・グランディンの "Emergence"（次頁参照）は，ジャンルが進行する前に書かれていたので，彼女の自己記述は影響を受けない」という点で独特である．そして，「今日の自閉症児，自閉症児に関する童話を聞いて育ち，そしてのちに自伝を書くことになる人は，ロールモデルに対する早期の暴露によってテクスチャード加工（熱を加えるとやわらかくなり変形し，冷えるとその形で固まる性質を利用した加工法：筆者注）された説明を提供するだろう」(ibid.) と記述する．つまり，現在の ASD 者は多かれ少なかれ，早期の自伝の執筆を通じて「開発」された言語および世界観に依存しているといえよう．特にグランディンは自伝の執筆以外にも積極的にテレビ出演や講演を行い，2010年にはアメリカの雑誌『タイム』が選ぶ「世界で最も影響力のある100人」に「ヒーロー」のカテゴリーで選ばれ，自伝を基に制作された映像作品は同じく2010年にアメリカで放送された優れたテレビドラマや番組に与えられるエミー賞を受賞するなど，精力的に活動していることからも，ASD 者の在り方を社会に示し続けた人物の 1 人であるといえる．

グランディンは1947年に生まれ，3 歳で微細脳損傷，6 歳で自閉症と診断される．微細脳損傷とは「種々の急性あるいは慢性の脳障害や脳損傷のあと」，特に「多動」的な問題行動を示すようになった子どもに過去用いられていた病名の 1 つである（星野 2007：70）．グランディンは発話にも障害があったが，母親や教師の手厚い支援を受けて，動物科学分野で博士号を取得した女性である．グランディンは自身の特性を活かして非虐待的な屠殺器具を設計し，会社を設立した．

グランディンが最初の自伝『我，自閉症に生まれて』（原題 "Emergence La-

beled Autistic"）を出版したのは1986年のことである．グランディンの自伝が
知られるまで，自閉症は1988年に公開された映画『レインマン』のイメージが
強かった．映画の主人公であるレイモンドは，相互交流に難があり自立できな
いなどの自閉症の傾向がある一方，突出した記憶力や計算能力をもつ．映画で
は，弟と心を通わせるものの，最後には施設に戻って暮らすことになる．この
ように，当時の英米では，自閉症者は自立して暮らすことはできないと思われ
ていた．それゆえ，社会で活躍するグランディンの出現は特別な衝撃をもって
受け止められた（Silberman 2015＝2017：550）．

　一般的に，ASD は社会性の障害が「問題」とされる．しかし，グランディ
ンにとっての「問題」はそうではない．グランディンの伝記は，母親が被せた
コーデュロイの帽子がグランディンの頭や耳を締めつけ，強烈な「痛み」を感
じる場面から始まる（Grandin 1986＝1993：23）．グランディンが肌触りに耐えかね，
帽子を母親に投げつけたことが原因で大事故になってしまう．しかしグラン
ディンは，「私はその瞬間「アイス（氷），アイス，アイス」と叫んでいた．少
しも怖くなかった．むしろエキサイティングな状態だった」（ibid.：25）と，明瞭
に発話できた経験として肯定的にとらえている．

　　　自閉症児として，話し言葉につまづいていたことが，私の持っている幾
　　つもの問題のうち，最大のものであった．人が話していることは，すべて
　　理解していたが，私の反応は限られていた．応えようとしたのだが，話し
　　言葉はほとんど出なかったのである．それは吃音にも似ていた．どうして
　　も言葉が出てこないのである．（ibid.：25）

　グランディンによれば，インプットには問題ないもののアウトプットが阻害
されていた．彼女は，触覚刺激だけでなく音にも苦しんでいた．誕生日パー
ティーを「拷問にも等しかった」と述べ，大きな音に混乱し驚いたグランディ
ンは「反射的にそばにいる子をたたいたり，灰皿であろうと何であろうと，手
あたりしだいに部屋の向こう側をめがけて投げつけたり」（ibid.：32）してしまう．
他者から見て，自閉症に由来する「問題行動」と解釈されても仕方のない状況
であるが，グランディンにとっては合理性があった．

自閉症児というのは，そんなものなのだ．彼らは外部の刺激を押しのけ
　　るために，くるくる回しのような自己刺激か，自傷的になるか，自分自身
　　の世界に逃避するかの，選択を強いられるのである．さもなければ，無数
　　の同時刺激に圧倒されるあまり，かんしゃくを起こしたり，叫び声をあげ
　　たり，あるいは，他の認められない行為で反応するのである．(ibid.：33-4)

　グランディンの「問題」は刺激に過敏で，自分の希望通りに発声しない身体
に由来している．他者とのコミュニケーションが上手くいかない理由への解釈
も独特である．

　　　人とのコミュニケーションは――それが誰であれ――ずうっと悩みの種
　　だった．しばしば私はつっけんどんに響くような言葉遣いで反応して，人
　　の気を悪くさせた．自分の気持ちの中では，言いたいことははっきりして
　　いたのだが，言葉が私の想いとマッチしたことがなかった．今は，他人の
　　話し言葉のリズムについていけなかったことが，私の言葉を意志に反して
　　無礼な響きにさせた原因のひとつだった――と，理解している．(ibid.：113)

　グランディンは友好的な気持ちをもっていたものの，コミュニケーションが
失敗する原因を，声の抑揚の乏しさやリズムの不一致などの不適切な出力へと
還元している．さらに「数年後，私の話し言葉に，まだわずかだが，異常な点
があることを知ってショックを受けた（…）．成長期にあった子どもの頃，私
は心理療法ではなく，スピーチ・セラピーを受けるべきであったのだ」(ibid.：
117) と，心理療法よりも具体的な対処に有効性を感じているようである．
　他にも，触覚刺激への困難さについて言及しており，「体が肌の触れ合いを
求めていながら，触れられると，痛みと混乱を感じて体を引いてしまう」
(ibid.：40) 反応のために，成人してから握手やアイコンタクトが可能になったと
いっている．進学のために寄宿舎に入ることになり，母と別れる場面でも「私
は母の両腕に抱かれたいと切望したが（…），自閉症にありがちな近接願望と
逃避の矛盾のわな」(ibid.：40) のために，母親の別れのキスに対してもそっぽを
向いてしまうなど，身体を使ってコミュニケーションすることが困難であり，
自分の意思を表現する機会を逃してしまう．

また，思春期に訪れた身体の変化も負担になっており，特に月経が始まると激しいパニック発作を経験することになった（ibid.: 95）．グランディンはこの神経発作が生活全般に影響を与えたと感じており，「発作を克服することもできず，発作から逃げ出すこともできなかった．この生体的な症状の迷路に捕らわれて，以前に獲得していた私の技能は圧迫され，崩壊させられ，敗退させられてしまった」（ibid.: 97）と語っている．

そして，扱いにくい身体をもつグランディンは，小学校2年生のときから「集中的な快い圧迫感を私の身体に与える，魔法の機械を夢見」（ibid.: 40）ていた．思春期に神経発作で悩んでいたグランディンは，偶然出かけた遊園地でローター・ライドという樽状の乗り物に乗り，回転によって身体に激しい圧力を感じながら「本当に久しぶりに，私は初めて自分自身に対してリラックスできた」（ibid.: 100）という経験をした．そのために，身体に対しての刺激をより欲していくようになる．

決定的なのは，「高校二年の終わりの夏」（ibid.: 118）に叔母の住む牧場を訪ねた際に見た牛樋（うしどい）がグランディンの強い関心を惹き，自作するに至ったことである．グランディンにとって牛樋は，安全かつ適切な刺激を与えグランディンの昂った神経を宥めるだけでなく，他者の愛情を受け容れることにも関係していた．グランディンは「多くの自閉症成人の中に見られる，情動的共感の欠如は，子ども時代に抱擁や愛情表現から逃避したために，起きたものではないだろうか？」（ibid.: 139-40）と仮説を立て，自作の締めつけ機を用いて「自分の攻撃的傾向を抑え，愛情の表現を受け入れることを学んだ」（ibid.: 155）．締めつけ機は「私の触覚防衛を破り，こういう人たちの愛や思いやりを感じさせ，私自身と他の人たちに関する思いを，表現させるようにしてくれた」（ibid.: 129）のである．

グランディンはネズミを使った接触の影響に関する研究を引き合いに「私が子どもの頃，もっと体の接触としみとおるような触圧刺激を受けていたら，思春期に入ってから，私の超過敏性は減じていたであろう」（ibid.: 97）や，接触が少ない子猿の情緒的な能力が低くなるという研究を引用して「人の気持ちをくむために，人はまず慰撫される喜びを，経験しておかねばならない」（ibid.: 140）など，自分の身体の感覚異常と共感の欠如を，接触の不足として理解していく．

ゆえに，安全に刺激を経験できる締めつけ機という解決先を提案し，人とのかかわりを学ぶ一歩に位置づける (ibid.: 147)．

1-2. 母親の手厚い支援による才能開発

　グランディンが締めつけ機の開発を始めとする「才能」を開花させるためには，多くの人の支援があったことが読み取れる．グランディンの一番の理解者は母親である．最初に母親がグランディンの異変に気付いたときのことを，「自閉症児を持つことは，彼女にとって恐ろしいことであった．なぜなら彼女を拒否する赤ん坊に，どう対応すればいいかわからなかったからである」(ibid.: 26) と書いているが，母親は生涯を通じてグランディンを献身的にサポートし続けた．グランディンが幼稚園に入園する段階で，母親はグランディンが理解を得られるように施設に掛け合っている．学習についても，母親の深い理解に基づく支援があった．

　　国語は私の得意な科目だった．放課後，母が手伝ってくれた．母に感謝しているのだが，私の国語力は学年以上のレベルに達していた．母は私に対してふたつのことを完遂している．私に大声で読ませて，言葉の読みの確認をさせることによって，私の読解力を発達させた．また，お茶を出してくれて，私を大人のような気分にさせてくれた．今思い返せば，あの飲み物はお茶に香りをつけたホット・レモンだったのだが，あのときは，れっきとした大人の飲み物だったのだ．母は私を勉強のうえで助けながら，私の自己イメージも高めてくれたのだった．(ibid.: 48)

　グランディンが小学校3年生のときにサマー・キャンプへ出かけるが，その先で子どもたちに無知やエコラリア（言葉のオウム返し）などの ASD の特性を利用して卑猥な言葉を教えられるというトラブルに巻き込まれた際，信頼している児童精神科医へ宛てた手紙で次のように書いている．

　　私はテンプルのめんどうを見ることを，病者にかかわっているとか困難だとかと思ったことは一切ありません．自己憐憫も持っていません．それはむしろエキサイティングで奮い立たせるものです．と言いますのも，人

の最上のものを引き出せるように思えるからなのです．テンプルとかかわった方たちはほんとによくしてくださいました．テンプルもよく応えました．私はこの方たちのご配慮と愛にとても感動しています．(ibid.: 64-5)

このサマー・キャンプでは，グランディンが自分の性器を触ったという疑いがかけられるが，母親はそれを尿道炎のかゆみのためだとグランディンを擁護し，キャンプの人々がグランディンを誤解して追い出そうとしたことやグランディンに多量の鎮静剤を与えるなどのひどい待遇に腹を立てている．母親は児童精神科医に助けを乞うにあたって

　劇的な診断名を下さなければならないときには，どうぞ斟酌なさらないでください．精神的傷痕が証明されたからといって，子どもを愛することを止めたりはいたしません．テンプルは同じ子どもであり，家族も同じで，対処のしかたも，おそらく同じでしょう．(ibid.: 68)

と，グランディンへの態度は一貫している．その母親が専門家に助けを求めるのは「私はこれまであまりにも多く，テンプルのはしごの役目をしてきたのではないか，と恐れています．これからはテンプルが，自分で彼女自身のはしごを，作っていくべきではないかと思う」(ibid.: 73-4) からであり，母親はグランディンの将来的な自立まで見据えていたことが理解できる．グランディンは一度癲癇が原因で中学校を退学になっているが，その際もグランディンの言い分を聞き，より適した学校を探し出してくる．特に，成績不良で父親がいよいよ精神遅滞者のための学校へ行くことを勧めたときも母親は反対した．

そんな母親との関係が揺らいだのは，グランディンが締めつけ機を自作し，使用することについてである．当時学校のカウンセラーから締めつけ機が良くないものであるといわれた母親は，締めつけ機ではなく人間同士の付き合いに関心をもつようグランディンに促したが，周囲の人たちとの対立はむしろグランディンにとって「私にリラックス感をもたらす締めつけ機が，他の人たちにも同じような効果を見せることを証明する方向に，私をより一層駆り立てた」(ibid.: 136)．周囲の人たちから締めつけ機の使用について反対されたことを，グランディンは次のように語っている．

長期的に見て，彼らは私に害をもたらした．なぜなら機械を使うことは
いやらしい病的なものであるかのような罪悪感を，私に感じさせたからで
ある．この罪悪感を克服して，機械を完全に受容するようになるまでに，
何年もかかった．(ibid.: 147)

　グランディンは学術的に締めつけ機の効果を証明しようとしたが，当時，
「フロイド流の学識で訓練を受けていた職員や，心理カウンセラーたちは，私
の牛樋に対して様々な性的示唆を含むコメントをした」(ibid.: 138) こともあり，
グランディンの意図は理解されず，またグランディン自身も機械に対して価値
と恐れを同時に感じるという葛藤を経験することとなった．この葛藤は長く続
き，大学を卒業してからも

　　母が隣の部屋にいると，機械を使うのを気がねした．母は私の締めつけ
機のテスト結果と，認められたその効果について，私が書いた論文を読ん
ではいたが，十分に納得していないことを，私は察知していた．母に私の
新しい機械を試してほしかったが，彼女は次々に口実を設けては，引き伸
ばしていた．(ibid.: 156)

と書くなど，グランディンは母親の心情を気にかけ，また理解されたいと願っ
ていたことがわかる．グランディンは締めつけ機への葛藤が高まった末に，
「私は気がふれたようなアイデアを持つ，ただの変人だったのだろうか？」と
母に問いかける．それに対して母親は「自分の違いを誇りに思いなさい．人の
世に貢献した人物は皆，どこか違っていて，その人生を孤高に生きました．
(…) そして，牛樋のことで心を煩わせなくてもいいのです．あれは"よい気
分"のものです」(ibid.: 161) とやはり力強く励まし，研究をやり遂げるように
すすめるなど，グランディンの母親は娘の「変わった」一面を受容し続けてい
ることがわかる．

1-3. 障害を受容することと障害を統御すること

　身体感覚に基づく「問題」を締めつけ機によって「克服」し，周囲のサポー
トを受けて自分の能力を高めていったグランディンは，ASD をどのようにと

らえていたのか.

　彼女の障害受容の瞬間はあっけない. 修士時代, 出かけたパーティーの主催者に打ち解けないことを責められたグランディンは, 帰り道に次のように考えた.

　　自分の部屋に歩いて帰りながら, 彼が言ったことについて考えた. そして, はたと気がついた——二十何歳にして——私が他人と違っているのだと. 幼稚園生の時, 私はクラスメートたちが私と違うのだと思い, 高校ではクラスメートたちとぴたりと合わないような感じで, 時々, 疎外感を覚えた. しかしその夜は, 生まれて初めて, 私が本当に異様なのだということを自覚させられた. 私は特殊な人間だった！ (ibid.：168)

　グランディンは改めて自分の異質さをはっきりと自覚するものの, 次の段落では当時の仕事の話に移っている. そこでは障害を受容したことで, 深く心動かされたような描写はない. グランディンは ASD と診断されることを自伝で次のように語っている.

　　何年もの間, 私はたくさんの資料を読んで「一度自閉症と診断された者は, 一生自閉症者」と, まだ信じているたくさんの親や, 専門家たちすらもいることを知っている. この断定的思い込みは自閉症としての私の幼児期がそうであったように, 自閉症と診断された子どもにとっては, 悲しい惨めな生涯を意味している. こうした人たちは, 自閉症の持っている特殊性は調節や抑制がきくのだ, ということを理解しかねているのである. しかし, それは可能なのだという生きた証拠が, この私であると, 自分でも強く感じている. そして, 五歳以前に機能的言語を持っていた自閉症児の場合は, 特にこのことが当てはまるように思える. (ibid.：18)

と, グランディンは ASD の性質の表出をコントロール可能であると主張する. グランディンによれば ASD は

　　自閉症は発達障害であり, 感覚情報を処理する機能の欠陥が, ある種の刺激に対しては過剰反応, また別の刺激に対しては反応不足を, 子どもの

> 中に引き起こす．自閉症児は，しばしば殺人的な刺激の洪水から逃れるために，環境と人をシャット・アウトしてしまう．自閉症は子ども時代に対人関係から引き離してしまう．(ibid.：19)

ものである．あるいは ASD を「発達過程で，母親や他の人々の愛情の表現に子どもを引き寄せる脳内の"ワイヤー"が切断されてしまった」(ibid.：150) 状態とも表現している．そして，対処法は多様だが，ある方法が ASD 者全員に有効ではないと述べ，「自閉症者によっては自分の外にある環境に対する認識に欠けていたり，他害的行為のために，一生，施設生活を必要とする者もいる」と述べた上で，グランディンは「私の物語は違う．私は自閉症者として，自閉症者とかかわっている親たちや専門家に希望を与える者である」(ibid.：21) と宣言するのである．

とりわけグランディンは触覚刺激を重視し，締めつけ機を用いて刺激に慣れたことで「私もまた，徐々に，より"ノーマル"な情動的共感を他人に覚え」(ibid.：178) るようになっていったと，情緒的な変化を実感している．さらにグランディンは大人になってから，「自分自身を決して興奮させない」ように努め，自分の癇癪のコントロールにも非常に気を使っていた．「私はかんしゃくが，持ち物，友情，家族を破壊するのを，十分に見てしまった」(ibid.：55) ためである．

また，グランディンは抑うつ剤の効能を評価しているが，「二十歳のはじめの頃にこの投薬を受けていたら，現在のような成功は望めなかったであろう」「ある程度の不安感や粘着質は，人がことを成し遂げる際の動機として必要なのである」(ibid.：188-9) と述べるなど，自閉的とされる特徴は，時に苦痛をもたらすが美点にもなり得るものである．

他にも，グランディンは ASD のこだわりを，体を揺らすことや手をひらひらさせるなどの「退屈でリズミックな繰り返しであり，目標の定まっていない」典型的行動と，「ラジオ，地図，テレビコマーシャル，カメラなど，外部の物に向けられる関心の表出」としての固執性に分けて考えており，「自閉症を克服した者は，子ども時代のこだわりを建設的なものに方向づけしている」(ibid.：252) と，うまくこだわりを利用することの大切さを主張し続けた．

グランディンの自伝の核は，身体的な困難とそれを「克服」しようとする歴史である．ただしこの「克服」は決して ASD 自体を否定するものではなく，たとえば締めつけ機によって ASD 者の状態を変化させようとすることは「社会が表明したある考え方に，人を屈服させるものではなく，人がその魂を十分に探究し，その人の知的活動を統合させることを，可能にするものである」(ibid.: 151) と，あくまでも ASD 者らしくあるためのものであることを明言している．

　グランディンの ASD に関する記述で特徴的なのは，生物学的な知識による理解であろう．ASD を支援するにあたって「治療計画の最も重要な構成因子は，自閉症児に働きかける，愛にあふれた人々が存在していることである」(ibid.: 255) と述べるなど，周囲の人のサポートの大切さに言及している．その一方で，グランディンの自伝が「子どもはすべて触覚刺激を求めている──自閉症児こそ，より以上に必要なのだ」(ibid.: 191) という言葉で結ばれていることからも明らかなように，グランディンは ASD の困難の多くは接触刺激の不足に起因するものであり，締めつけ機や感覚統合など各種療法を適切に用いることで個人の状態を変化させることができると考えていたことがわかる．

　グランディンの 1 冊目の自伝では自分の感覚過敏が原因で起きた事故の場面に始まり，神経的な高ぶりを治めるための締めつけ機の開発によって落ち着きを得るばかりか，周囲の人への思いやりといった情緒的発達までをも感じたことから，自閉症を主には生まれつきの神経的・身体的な状態に起因するものとして見るという，グランディンの独自の自閉症観の表れが確認できる．

2．さらなる ASD の科学的理解と内面的成長

2-1. 精神薬による対処と認知的差異を理解すること

　グランディンは最初の自伝の出版から約10年たった1995年に，『自閉症の才能開発──自閉症と天才をつなぐ環』（原題 "Tinking in Pictures"）を出版した．最初の著書がグランディンのおおむね成育過程にそってそのときの心情などを詳述したものであるのに対して，本作はさまざまな研究成果や他の ASD 者の

証言を引用しながら，ASD に関するグランディンの見立てを論じる高度な専門書となっている．

　第一作目からグランディンの ASD に関する説明は生物学的知識を重視する点が特徴的であることは前節で述べたとおりだが，本作でもその傾向は続いている．

　グランディンは思春期以降，重度の神経発作に悩まされており，特に34歳のときに目蓋のがんを経験したことでさらに高まった不安に耐えかねて精神薬の服用を決める（ibid.：150-2）．グランディンは「生化学の考えが好きになれなかった」のだが，自分で読んだ論文を元に主治医にトラフニール（抗うつ剤：筆者注）を処方してもらって服用したところ「効果は素晴らしく劇的」（ibid.：152）で，２日のうちに気分が良くなったのだった．また，「薬物を服用することで，私は自分をまったく新しい視点で眺めることができるようになった」（ibid.：153）．そのことから，今までとらわれていた自分の不安感や恐怖感を次のように見直す．

> 　私の問題の多くは，期末試験やくびになるというような，外側のストレスからくるものではなかった．私は慢性的な不安症と恐怖感の中で機能している神経組織を持って生まれた人間の一人だったのだ．普通の人は児童虐待や，飛行機の墜落事故や，戦争のストレスのような，極度に深刻なトラウマ（心の傷）を受けないかぎり，こうした状態にはならないものだ．いつでも神経質でいることが普通の状態だと思っていたので，多くの人が常に不安発作に見舞われているわけではないことを知ったときは，目が覚めるような思いがした．（ibid.：158）

　グランディンは ASD 者の感情についても，ASD 者は間違いなく感情をもっているものの「しかしそれは大人のというより，子供の感情に近い．私の子供のころのかんしゃくは，感覚回路の沸騰状態と同じような，真の意味での感情表現ではなかった」（ibid.：111）と，反応と感情を分けて論じた．加えて，グランディンは不安症が治まったことで自分の象徴にこだわる必要がなくなり，固執性が和らいだと変化を報告する一方，薬を使用する前に作ったプロジェクトの方が「その後に作ったものよりも，胸をわきたたせる」（ibid.：153-4）と相反す

る感情も伝えている.

　さらに，グランディンはASD者には触覚・聴覚・視覚・嗅覚と味覚に関する情報を処理する能力に困難があり，「感覚混乱」(ibid.: 94) が起こっていることから，現実に対応することに苦慮していると論じる．感覚処理の問題に気づくことの利点をグランディンは次のように語っている.

> 　私の感覚問題は，私の性格的弱さや気骨が欠けているためではない，ということが判明したことは啓示であり，気持ちを落ち着かせる恵みでもあった．十代のころ，私は周りの人たちとどうも違うということを意識していたが，私の「目」で考える方法や，感覚の過剰反応が対人関係を難しくしていることには，気がついていなかった．多くの自閉症者が自分が他人と違うことを感じているのだが，なぜなのかが分かっていない．私だってたくさんの本を読み，たくさんの人たちに，どんなふうに考え，感覚処理するのかを，注意深くたずねまわった後，自分が持っている「違い」を完全に理解できたのだ．もっと多くの教育者や医者がこうした「違い」を理解すれば，幼いころにさらされる，恐ろしい疎外感から救われる自閉症児が増えるであろうに．(ibid.: 97-8)

　そして，このような五感レベルでの違いに由来する困難に，行動療法で対応しようとする専門家へ苦言を呈している (ibid.: 86).

　しかし，このような五感の違いは，前節で言及した家畜に優しい屠殺器具の考案を助けるなど，グランディンの最大の強みでもある．グランディンは自分の思考法を「絵で考える」と表現し，「言葉は私にとって第二言語のようなもの」だと主張する (ibid.: 20)．グランディンは情報取得の多くを視覚に頼っており，特に，いったん自分で言葉を「ヴィデオ」(ibid.: 20) に起こし，学習した情報を「カタログ」(ibid.: 29) にして汎化させていくのである．ゆえに「自閉症者たちは，絵にして考えることのできないものを学習するのは難しい」(ibid.: 31) のだが，グランディンはそれを「抽象的考えを絵に転化する」(ibid.: 35) ことで克服していった．グランディンには「平和」を理解するために鳩が，「力」という言葉と共に虹が思い浮かぶという (ibid.: 36).

　グランディンが抽象的な概念を理解するには，それにぴったり当てはまる具

体的なイメージを必要とする．グランディンが苦労していた人付き合いについて学習したのは，大学院に在籍していたときのことである．ある日，食堂の二重窓を清掃していたグランディンは窓と窓の間に閉じ込められてしまう経験をする．そのとき

> ガラスを壊さないように，そろりそろりと後ずさりしたその時，人間関係もこれと同じように扱われなければならないことを悟った．注意深く扱わなければ，たやすく壊れてしまうのだと．もう一つ，人とのかかわりを始めることと，ガラス窓を注意深く開けることには，共通性があることにも気づいた．自閉症であることは，まったくこんなふうにとらわれていることと同じようなものだ．この窓での体験は，他の人々から切り離された孤独感を象徴し，その後，疎外感に耐える助けになった．（ibid.：41-2）

と，より抽象的な概念の獲得に成功したと主張している．グランディンはASD者の多くがある物や言葉に対して独特の意味づけを行うことで「多くの人が振り回されるのであるが，自閉症者にとっては，それだけが彼らを取り囲む世界の現実を，確実に理解する手がかりなのである」（ibid.：42）と，非ASD者にとっては奇妙だったり，まったくつながりがないように感じられたりする意味づけがあったとしても，それはASD者なりの抽象的な概念の学習の表れであると擁護している．

2-2. 連続体としての自閉症

　グランディンは自分自身の能力を高く評価する一方で，いわゆる「重度」な自閉症児の困難にも気を配っていた．たとえば，「重度の自閉症者の場合，象徴を理解することは何よりも困難であり，その象徴の意味をまったく違ったものに解釈しかねない」（ibid.：42）と，抽象的な概念の理解がむずかしいと述べた．他にも，ある程度規則的な行動に従えるようになったものの，アクシデントが起きた際に柔軟に対応できない自閉症者の例を「私にいわせるなら，こうした固定的行為は，視覚による記憶を変更したり，調整したりする能力の欠如が一部の原因ではないかと思う」（ibid.：43）と推測するなど，能力には差があることを認めていた．

グランディンは「自閉症の範疇」という章で，ASD の診断カテゴリーについて論じている．「自閉症の診断は「行動基準」が次々に変更されるので，大変複雑」であるとしたうえで，「思考，行動ともに柔軟性に欠けている」カナー型の自閉症 (ibid.：54)，「カナー・タイプの自閉症者よりも障害が軽く，(…) 問題解決により高い柔軟性で対応する」(ibid.：55) アスペルガー症候群，どこかの段階で言語能力や社会性に後退が起きる崩壊性障害 (ibid.：56) などの発達障害に関する診断のカテゴリーを紹介し，「どんなカテゴリーの障害児であっても，良い教育プログラムに措置されれば，発達を助けてもらえることができる」(ibid.：56) と主張する．

　また，自分自身は言語聴覚療法士がトレーニングの最中に顎を持ち上げアイコンタクトを取らされたことで社会性が刺激されたが，同じく著名な ASD 作家のひとりであるドナ・ウィリアムズはその刺激を不快に感じ，アイコンタクトをすれば聴覚が機能しなくなるだろうという推測から，自閉症児の間でも刺激に対する反応の違いや機能に差が出ることを次のように解釈した．

> 　彼女の感覚の乱れは，高機能と低機能の自閉症の違いを理解するための，重要な橋渡しを提供してくれる．私はこれを感覚処理連続体と呼ぶ．この連続体の一方の端に，軽い感覚障害を持ったアスペルガーやカナー症候群があり，もう一方の端に，視覚，聴覚ともに混乱し，刺激の処理を誤りがちな低機能自閉症者たちがある．(ibid.：62-3)

　グランディンもまたカテゴリーに属する人たちの連続性を認めているが，それは社会性ではなく，感覚処理の際によってグラデーションが作られるという解釈である．そして，ASD 者が発達する足がかりとして「低機能の自閉症の檻から逃れる者には，それを助けるに足る正常な感覚情報処理能力が備わっているのであろう．彼らは完全に世間を締め出すようなことはしない」(ibid.：63) とやはり感覚処理の能力を重視する．

　このような「能力」の差異によって自身の自閉性への評価が異なることにもグランディンは言及している．グランディンは自分の絵で考える能力を誇り自閉症を自分の一部だと感じているが，ウィリアムズは自閉症が単なる感覚処理の問題で自分自身ではないと主張していること，その違いを次のように肯定し

ている.

> どちらが正しいのだろうか．私たち二人ともに正しいと私は思う．なぜ
> なら，私たちは自閉症範疇の異なった位置にあるからだ．私は視覚を通し
> て考える能力を失いたくない．私は偉大な自閉症連続体に即して，自分の
> 位置を見いだしたのだから．(ibid.：74)

2-3.「天才」と「異常」の連続性への言及

　グランディンはある自閉症協議会でアインシュタインのまた従姉妹に会い，
彼女がひどい食物アレルギーがあることや，彼女の家族に自閉症児，食物アレ
ルギー，ディスレクシア（全体的な発達の遅れはないが，文字の読み書きに困
難が生じる障害：筆者注），などの特徴をもっている人がおり，「他の多くの家
族の話を聞いて，自閉症児の親や親戚の中に，しばしば英才的な人物がいるこ
とを発見した」(ibid.：226)．グランディンの家族も母方の人物は視覚スキルに秀
でており，父方の人物は「悪名高い「かんしゃくグランディン一族」」(ibid.：
227)として知られていた．そして，ASD と遺伝的要素の関連を主張する研究を
参照し，自閉的な気質が「ひとつ事に固執する特質が軽度であれば，事に集中
して貫徹する結果を生むが，重度のときはその固執性が人間関係を阻害する」
(ibid.：230)など，ある機能を高めることもあれば阻害することもあると主張し
た．グランディンは ASD の気質へ次のような見解を示す．

> 天才はたぶん一種の異常ではないだろうか？　自閉症や慢性うつ病のよ
> うな不全を起こす遺伝子が除去されたら，世界は，創造力のほとんどない，
> 退屈極まる因循派の手にゆだねられることになる．(ibid.：231)

　そして，「こうした才能は，良い教師の激励や支持があれば育つのである」
(ibid.：244)．グランディンは ASD の遺伝的気質の解釈にも連続性を見出す.

> 深刻な障害を起こす遺伝的特質は，世界的に偉大な芸術作品を生んだり，
> 科学的発見をする才能や異才ももたらすことができるのである．正常と異
> 常の間は，黒白に分けられるほど明確ではない．結果的には大きな苦痛で
> ありながら，自閉症や，深刻な慢性うつ病や，統合失調症のような障害が，

私たちの遺伝構造の中に残っているには，それなりの理由があるのだと私は思う．(ibid.：245)

　高校時代には強い白黒思考をもち「曖昧さを許さなかった」(Grandin 1986＝1993：116) グランディンは，今や「あいまいであること」を理解しつつあった．そして，この「あいまいであること」への眼差しから，宇宙や宗教，生命の神聖性に話が拡大するなど，グランディン独自の情緒を発達させていることが理解できる．グランディンは ASD についてもっぱら科学的な説明を求めていたが，同時に道徳的な感覚も重視していた．宗教的な感覚にも次のような理解を示している．

　　特に動物が周囲をどう感じているのかを理解できる，特殊な能力を与えてくれた「障害」を持った人間として，私は答えにくいような難しい疑問や，共感的で正しい行為を説く倫理規制としての，宗教の重要性を尊重する．(op. cit：269)

　グランディンは屠畜のための器具を設計する「自分の職業が道徳的に誤っているとは思わない」(ibid.：265) が，「人間は彼らにちゃんとした生活環境や楽な死を与える義務がある」(ibid.：267) と考えている．グランディンに特に強い宗教的感覚を抱かせたのは，グランディンが新しく設置した器具を動かすためにアラバマへ出向いたときのことであった．

　　ラバイ（ユダヤ教の司祭）がおはらいをしている間，私は牛樋の中の牛を完全に鎮めながら，宇宙とまったく一つになっている自分を感じた．設計器具を操作しながら，禅の境地にいるような感じがした．時間は止まり，私は現実から完全に切り離されていた．(ibid.：270)

　グランディンは空港へ向かう車を運転しながら涙し，「牛樋で牛を鎮めている間に感じたすばらしい瞑想感覚が，子供のころ砂浜で指の間から落ちる砂に見入っていたときの忘我状態に似ている」(ibid.：270) ことを思い出す．グランディンはこのときのことを「私の人生で初めて，自分の中にあることさえ知らなかった感情が，論理を完全に圧倒した」と感じた．そしてそのような一体感

を得ている人々は「自分の周囲にある世界に，変革や変化を積極的に起こすことはない」(ibid. : 271) と分析し，外部へ興味を示しにくい ASD 者との共通性に思いを馳せる．グランディンは動物愛護の意識から動物にとって虐待的ではない屠畜器具を考案してきたが，そこにさらに「ただ純粋な黙とう」(ibid. : 271) を加えるべきだと記述した．グランディンは宗教的な意識を介することで，自分自身の仕事や食肉という行為と動物愛護の精神をうまく自分のなかに位置づけ，自己の内面的な静寂と成長を感じるのであった．

　2 冊目の著書では，グランディンもまた自閉症が ASD となり，ある種の連続性をもつグループであるという言説の変化の影響を受けていることがうかがえるが，その連続性が社会性の障害ではなく，感覚処理能力によって形成されているのは，グランディンの ASD 論の特殊性である．グランディンは自分の体験から，自分の神経状態や感覚処理，遺伝などのきわめて個人的かつ内側の作用に関心が向かっており，その対応もまた具体的かつ個人的なものとなっている．

3．考察——自閉症者から見た ASD とはなんだろうか

3-1.「感覚処理連続体」としての ASD

　グランディンの自伝の分析から明らかになったのは，グランディンにとっての自閉症の「問題」はまず自分の意思や希望通りに動かない身体の問題ということである．グランディンには話したいと思うが言葉が出ない，母親に抱きしめられたいと思うがそっぽを向いてしまうなど，心と身体の不一致がある．さらに，グランディンの身体は外部からの刺激にとても弱い面があり，刺激に圧倒されると混乱やパニックを引き起こし，しばしば「不適切」とされる反応で返すか，安心を求めて自分の世界に逃避し外部の存在を締め出してしまう．この状態を他者は「自閉症」と呼ぶのだが，グランディンにとっては生まれもった身体的な問題が「自閉的」とされる状態に先行して存在するのである．そして，そのような状況への対処法は主に自分自身の身体を統御することであり，具体的には締めつけ機を使って自分の身体をくつろがせることや，精神薬を

使って神経を穏やかにしたり不安の総量を減らしたりすることであった．これによってグランディンはより安定して機能できるようになると共に，「普通」の人が自分にとっては当たり前の不安や恐怖がないという違いを知った．

　また，生まれもった違いは，得意とする感覚処理の方法が異なり，そのためにより，学びやすい学習の方法も異なるという気づきへつながる．グランディンは自分と他者の神経の状態や五感の状態，そこから得る情報の処理の仕方や考え方などあらゆることが違う可能性を考慮することは，自閉症児の孤立感を緩和することにつながるし，各人の感覚処理能力に応じた教育を施すことで，その子どもの能力次第ではあるものの，より良い状態になることは可能だと主張している．

　そして，グランディンは自閉症であることは，「正常」と「異常」の見極めがむずかしい連続した状態であると理解していた．それはどの程度自分を「統御」するのかという議論にもつながる．たとえば特定の事物への執着は生活の妨げにもなれば，何かをやり遂げる意欲にもなる．それをどの程度抑え込むべきかを判断するのはむずかしい．さらに，「異常」を引き起こすかもしれない「遺伝子」はある種の創造性とも紐づいており，グランディンによれば「異常」を恐れてこれらをまったく失くしてしまおうとすれば，進化の可能性も失ってしまうものである．グランディンにとって自閉症がもたらす感覚はうまく使えば「才能」になり得るし，悪く表れれば「異常」になる両義的な存在であり，自閉症者はその両義性のなかでそれぞれの状態に配置された「感覚処理連続体」のどこかにある人々なのである．そして，各療法やトレーニングは，自閉的であることを抑圧しようとするものではなく，各人が自分の理想を追求できるようにするために，自閉症のネガティブな面の影響を最小化しようとする試みであるといえる．

3-2. 生まれつきの神経的差異としての自閉症と生物学的介入の肯定

　グランディンの ASD への理解と対処法を見れば，近年採用されている，ある人の特徴が社会との関係の間で「障害化」するという障害の社会モデル的な理解よりも，まず本人が生まれもった機能障害であるインペアメントとして理解する障害の個人モデル的理解が前提であることがわかる．障害の個人モデル

は現在その問題性が取り上げるようになったが，アメリカで障害学が開始されたのが1982年であること（杉野 2007：1）を考慮すると，グランディンの著作物に障害の社会モデル的な理解の要素に乏しいことは無理もないことといえる．しかし，決して他者の理解や適切な環境・教育の重要性を無視していたわけでもないことから，グランディンのなかでは，自分の感覚処理の問題（インペアメント）に対処することと，その上で自分にとってより適切な方法で学び能力を発揮すること（ディスアビリティの解消）は，レイヤーが異なるもののどちらも必要な要素であると読み取れる．グランディンにとっての ASD からの「回復」は，ASD のもつ感覚処理の問題に起因した混乱からの回復と理解した方が正確である．

　しかし，自閉症の「原因」の多くが本人の生まれつきの状態に起因すると主張したことは，障害の個人モデル的な理解に基づく障害者側の自己責任論を誘発するものであるし，障害者に変化を迫る既存の権力構造を強化しなかったとは言えない．プラマーが警告しているように「皮肉なことに，周辺的な声は，彼らの物語を語るまさにその過程を通じて，しばしば支配的な声に取り込まれることがある」（Plummer 2001：95）からである．グランディンの語りが受け入れられた要因として，自閉症が「回復する」可能性を示すことが親や専門家にとっても耳あたりが良いものであったことも留意すべきである．先行研究は初期の自伝は「どちらの作家も自閉症が悲しむべき障害以外の何かであるとは示唆しなかった」（Pripas-Kapit 2019：29）と，自閉症の「陰惨さ」を強調した語りであると評価していたが，これは不正確な評価であると言わざるを得ない．グランディンの自閉症論は障害の個人モデル的な理解を前提としており，障害者を抑圧する構造をそのまま保存する危険性がないとはいえないものの，グランディンは自閉症の両義性を認めており，本人にとっても活動を妨げる要素を除去することで健康な自閉症者として成長し生きていけることを当初から主張していたのは間違いないからである．

小括

　本章ではグランディンの自伝の分析を通じて，ASD の語りのプロトタイプを検討した．自閉症の特徴の多くが個人の生まれつきの神経状態に由来すると考えていたグランディンには障害の社会モデル的な価値観はなかったという点で，抑圧的な言説であったともいえる．しかし，そもそも ASD 者が何かを語ること，充実した内面をもつことが想定されていなかった時代に，自閉的な価値観や強みを語り定型発達者との生まれつきの感覚の違いを指摘したことや，妥当性はともかくとして何らかの対処を行うことで ASD 者が生きやすくなることや，社会適応が可能であることを発信したのは大きな功績であるといえよう．語る ASD 者の登場によって，グランディンが示した ASD 者像への異議申し立てを含む ASD 者による言説生産が，今後活発になっていくのである．

第　5　章

ASD 者による
セルフ・アドボカシーグループの
結成と社会運動

今まで定型発達者が用意した空間では「弱者」としてしか自分
を見ることができなかった ASD 者たちが，自分で努力をした
り仲間を助けたりするなど，決して無力で依存的なだけではな
いという新しい一面を見つける機会を提供することになり，
ASD 者のエンパワメントへつながるものである

社会への問いかけ，自閉的なまま仲間とつながり集うこと

前章では ASD 者の語りのプロトタイプとなったグランディンの自伝の分析を行った．グランディンは，基本的に ASD を感覚処理や神経状態などの個人の生まれもったインペアメントからの影響が大きいと考えており，個人の活動の妨げになるような負の影響を締めつけ機や投薬といった肉体への介入によって緩和し，ASD 者それぞれの認知的差異を踏まえた教育を与えることが望ましいと主張していることがわかった．しかし，多様な人々が属するグループである ASD において，グランディンの語りは先駆的ではあるが意見の 1 つに過ぎない．本書では 1 つのプロトタイプではなく，スペクトラムになった現状で ASD 者の在り方についてどのような支配的な語りがあるかを探索的に明らかにするために，本章では世界で初めての ASD 者によるセルフ・アドボカシー（自己擁護）グループ Autism Network International（以下 ANI）の創設者の 1 人であるジム・シンクレアによる著作物を分析する．

グランディンは自伝を通じて本人の努力と周囲の人の協力によって ASD を「克服」する物語を提供したが，ASD 者としてありのまま生きることを強く主張したのがシンクレアである．シンクレアは1992年に世界で初めての ASD 者本人によるセルフ・アドボカシーグループを設立した 1 人である．障害者のセルフ・アドボカシー運動は，1960年代後半にスウェーデンで知的障害をもつ人々が集まって自分たちがどのように扱われたいかを話し合ったのが始まりといわれている．1972年にはイギリス・カナダ・アメリカにも動きが広まり，専門家からの統制に反発した障害者たちがセルフ・アドボカシーグループを結成し，なかでもアメリカのオレゴン州で「自分たちの障害は何よりも人間であることの二の次だと感じ」(Self Advocate Net 2023) た人々によって，「発達障害のある人々のために BY（によって）と FOR（～のための）で運営されている世界で最も古く，最もよく知られた自己擁護団体である」(People First of California 2023a) ピープルファーストが設立された．ピープルファーストはセルフ・アドボカシーを「仲間が自分自身のために声を上げることを学び，自分の権利と責任について学び，意思決定と問題解決の方法を学び，コミュニティの一員として貢

献できるよう支援すること」(People First of California 2023b) と定義している．1970年代から，障害者たちも，自分のことを一番よく理解できているのは自分自身であると自己主張を始めたのである．シンクレアが設立した「自閉的に運営されている自閉的な人のための自助・擁護団体」である ANI もまた，このようなセルフ・アドボカシーグループの 1 つである．そしてシンクレアが1993年に発表したエッセイ「私たちを嘆くな」"Don't Mourn for Us" は，「神経多様性運動の試金石」であり，今日もソーシャルメディアや学術論文などにも盛んに引用されるなど (Pripas-Kapit 2019：23)，今日の ASD 言説や運動の基盤となった重要な作品である．

　シンクレアの個人史はシルバーマン (2015) の著作物に断片的に記されている (ibid.：564)．シンクレアは自閉症に加えてインターセックスとして生まれ，幼い頃から障害者に親しみを感じていたが，自身は知的・言語能力が高すぎたため自閉症の診断を受けられなかったという．12歳までエコラリアでしか会話できず，緊張すると手をひらひらさせるや身体を揺するなどの，いわゆる自閉的な行動がシンクレアにも見られたが，それを両親は「「自閉症っぽく振る舞うのはやめなさい！」と怒鳴りつけ」るのが常だった．特に，ユダヤ教の成人の儀式を受けることを拒否したことでシンクレアは家族と深刻に不仲になり，また，大学院に通う間にはホームレスをするなどの苦労を経験した．その後シンクレアは自閉症に関する資料を読むが，そこに書かれている「共感をもたず，感情的なつながりを生み出す能力がなく，他人と関わりを持つことにも興味がない」(ibid.：565) といった特徴が自分に当てはまるとは感じず，自分と似た境遇の人たちからのコンタクトを期待して，購読していた雑誌（"Residual Autism Newsletter"，その後 "MAAP" へ改称）へ詩や手紙を送り始めたことが，のちの活動へつながっていく (ibid.：562-5)．本章ではシンクレアにとって ASD である体験と，シンクレアの ASD 者像を明らかにしていく．

１．シンクレアの自閉症論

1-1. 自分のままで他者とうまくやっていくために

　シンクレアは1988年に「共感についての考察」"Some Thoughts About Empathy" というエッセイを書いて MAAP へ投稿した (Sinclair, 1988a). その手紙を送った際に「私は橋を架けた」"I built a bridge" というタイトルの詩も添えていた. エッセイは1999年に MAAP へ掲載された.

　エッセイで，シンクレアは ASD 者が「共感」せず，社会性に乏しいといわれることを

> 　私は，自閉症の人にはある一定の表現力と受容力のあるコミュニケーション能力が欠けていると言った方が公平かもしれないと思う. コミュニケーションをほとんどの人にとって自然なプロセスにしている基本的な本能も含まれているかもしれないし，これは認知や知覚の違いと相まって，自閉症の人は他人の認識を共有していないということを意味する. (ibid., 1988a)

と同意しつつも，「共感」はあいまいな概念であり，

> 　世界を体験する方法が自分と似ている人に（すなわち，人の気持ちが理解できること）「共感」することは，認識が大きく異なる人を理解するよりもはるかに簡単である. しかし，共感が自分とは異なる視点を理解できることを意味するのであれば，まず各人の視点を十分に理解し，それらの視点が互いにどの程度異なるのかを十分に理解しなければ，各人の間にどれだけの共感が存在するのかを判断することはできない. (ibid., 1988a)

と，相手がただ似た人だから「共感」が可能になっているだけだと主張する. ゆえに，シンクレアが誰かとコミュニケーションするとき「その人の視点は私にとっても相手にとっても異質なものだ」(ibid.) と，ASD 者が「奇妙」なのではなく，相互に「異質」であることを強調する. シンクレアによれば，シンクレアはこの違いに気づいており，それを把握しようと意図的に努力するが，多くの人は違いがあることに気づかず，「どのように情報を受け取り，処理して

いるのか，私の動機や優先順位は何なのかなど，わざわざ調べることなく」(ibid.) シンクレアの経験をわかったと思い込んでいる．そしてこのような人たちは，「私よりもはるかに優れた固有のコミュニケーション能力をもっていても（…）私が理解できないのは「共感」が欠けているからだ」(ibid.) と，理解し合えない責任をシンクレアに帰属させようとする．

シンクレアは ASD 者と非 ASD 者が関わる上で「最も重要なテーマは「何事も当たり前と思うな」だ（but the most important theme is: DON'T TAKE ANYTHING FOR GRANTED.)」(ibid.) と述べる．シンクレアはコミュニケーションを成功させるために，思い込みをもたないように努め，具体的に質問し，説明し，依頼するべきであると主張する．

> 異なる経験と視点を持つ 2 人の間でコミュニケーションと理解を確立するには，共通の言語を開発する必要がある．自閉的な人の経験と語彙（言語的なものと非言語的なもの）は非常に特異なものであるため，この共通言語を発展させるには双方に多大な努力が必要である．(ibid.)

と，互いに努力して関り合うことを求めた．この頃，ASD の違いを想像させること，そしてコミュニケーションがうまくいかないのは ASD 者と定型発達者がお互いを理解していないために起きているという双方性を指摘したのは重要である．シンクレアはこのエッセイと共に「私は橋をかけた」という詩を手紙に添えて送付した．

> どこからともなく，何もないところに橋を架け，向こう側に何かがあるのではないかと思った．
> 暗闇の中，霧から橋を作り，向こう側に光があることを願った．
> 絶望から橋を架け，忘却の向こう側に希望があることを知った．
> 私は無力感から橋を架け，混沌を越え，向こう側にも力があると信じていた．
> 私は地獄から恐怖を越えて橋を作ったが，それは良い橋，強い橋，美しい橋だった．
> 自分で作った橋で，道具は手，支えは頑固，支点は信仰，鋲には血がつ

いていた.

橋を架けて渡ったが，向こう側に出迎えてくれる人はいなかった．（Sinclair 1988b）

　この詩はシンクレアの「自分には何もできない人たち（people for whom nothing I can do is ever enough）を相手にすることで生じる，傷つき，苛立ち，怒り」を表現したものだったが，定型発達の人々には「一貫してこの詩を孤独や拒絶，あるいは1986年の書いた夜に私が感じていたこととは関係のない，他の神経典型的な社会概念に関するものだと誤解」されたため，「私が出版を許可しなければよかったと最もよく思っていた詩」（ibid.）になってしまったと，シンクレアは自分のウェブサイトで不満を露わにしている．つまり，シンクレアの最初の表現は，定型発達者のマインドによって解釈されてしまったのである．

　シンクレアが1992年に執筆した「ギャップを埋める──自閉症の内側からの洞察（あるいは，あなたは私が知らないことを知っている？）」"Bridging the Gaps: An Inside-Out View of Autism (Or, Do You Know What I Don't Know ?)" でも，引き続き ASD 者が気づいていて定型発達者が知らないことというギャップに焦点が当てられた．このエッセイでは，シンクレアが1989年 5 月に開催された第10回 TEACCH カンファレンスに出席したエピソードが中心となっている．その会議で，シンクレアは新しい事実ではなく「事実を理解するための新しい意味と新しい視点」（Sinclair 1992a）を得た．

　　私は，自閉症の人が問題なのではなく，自閉症の人が抱えている問題について専門家が説明していると聞いた．私は，親が自分を子どもの存在の犠牲者にするのではなく，彼らが子どもの困難を認識しているのを聞いた．私は専門家たちが自分たちの限界を認め，提供しなければならない支援が十分でないときにクライアントを責めることはないと聞いた．私は，子どもがありのままの自分でいることで騙されたとは責めずに，親が自分の不満や失望について話しているのを聞いた．とりわけ私は，自閉症について，無関心（not caring）ではなく，無理解（not understanding）の観点から議論している人々を耳にした．（ibid.）

シンクレアは改めて，ASD に対する誤った思い込みをいくつか挙げていく．

1つ目は「自閉的であることは精神遅滞を意味しない」(Being Autistic Does Not Mean Being Mentally Retarded) である．シンクレアは「自閉症であるということは，学習できないということではない．しかし，学習の方法には違いがあることを意味している」(ibid.) という．シンクレアも刺激に対する感受性や感覚の違い，記憶などの関連が一般的ではない可能性があることに加えて，「私がもっと基本的で見過ごされがちだと思うのは，自閉症は学習しなくてもわかっていることに違いがある」(ibid.) と主張した．シンクレアによると，たとえば ASD 者は歩くためにまず自分の足を発見しなくてはいけないかもしれないし，自閉症児は物を食べるということを改めて学ばなくてはならないかもしれない．しかし，そういった状況が想定されておらず，「学習されることを期待されるものと，既に理解されていると想定されるものとのギャップ」(ibid.) が大きいという．そして，そのギャップに気づいたシンクレアが質問などをしても，まともに取り合ってもらえず「私の知性は罰せられる」(ibid.)．

シンクレアは自分自身の知性を信じていたが，「聡明であるということは，学ぶことが得意であるということだけである．最初に学ばなくても物事を知っているわけではない」(ibid.) と主張した上で，たとえば自分が話さなかったのは，12歳までコミュニケーションをするためには話す必要があることや，言葉に意味があると知らなかったからだと述べる．そして，このようなギャップは，自分が他者の思い込みを想定できないことだけに起因するのではなく，「他人が自分の思い込みに疑問をもたないことは，少なくともそれと同じくらいの理解の障害となる」(ibid.) という．その一例として，シンクレアは関わった専門家が発達障害について最新の情報を知っていたにもかかわらず，その情報をシンクレアに照らし合わせて有効かどうかを確かめようとはしなかったことを挙げる．何を知っているかに関するギャップが ASD 者の知的能力への疑いになっていることを，シンクレアは指摘する．

2つ目は，「自閉症だからといって情緒障害になるわけではない」(Being Autistic Does Not Mean Being Emotionally Disturbed) である．シンクレアは自閉症の娘と心が通わないと悩む女性に，彼女が自分の娘に感情の言葉に意味を教えたか，自分の気持ちを話しているかどうかを尋ねる．シンクレアによれば

「自分の気持ちを知ることと，その気持ちが何と呼ばれているかを知ることには違いがある．また，感情をもつことと，感情と表現を自動的に結びつけることにも違いがある」(ibid.) のである．シンクレアは子ども時代にセラピーを受けたが，

> 彼らの介入は主に，私が感じていないことを言うように指導することと，セラピストが私と一緒に仕事をしたいと切望していた，さまざまな奇妙な感情的葛藤のために，私が奇妙な行動をしていることを伝えること（および両親に伝えること）で構成されていた．(ibid.)

さらに，シンクレアがセラピストの言葉に反対すれば治療に抵抗していると言われ，言われたことを繰り返すものの自閉的なままでいれば「自分の気持ちをまだ十分にオープンにしていない」(ibid.) と責められる．たまにシンクレアが自発的に「足が痛い」などの言葉を発しても，それを信じてはもらえなかった．シンクレアの不満は「誰もその言葉が何を意味するのか説明しようとしなかった」(ibid.) ことであり，そのシグナルの意味や使い方を知らないので感情を特定したり表現したりできないシンクレアを見て，定型発達者たちがシンクレアには感情がないと思い込んでいたことである．この「感情についての仮定は，理解への最も侵入し難い障壁，人間関係への最も破壊的なダメージ，最も有害な介入，最も取り返しのつかない見落としを引き起こす」(ibid.)．なぜなら，定型発達者とは違った想定を表現することで，ただ「異なっている」あるいは「奇妙である」ことを理由に，シンクレアは合理性や自己理解や意思決定力などを疑われるからである．そして，「私の最大の困難は最小化され，私の最大の強みは無効化される」(ibid.) 経験をするのである．

3つ目は「自閉的であることは無関心を意味しない」(Being Autistic Does Not Mean Being Uncaring) (ibid.) である．この節でシンクレアは「私が注目し始めている他のギャップや，私が探求し始めている他の前提がある．これらは，個人内の処理ではなく，個人間の処理に関係している」(ibid.) と，その後の言説に影響を与えるような，独自の見立てを披露する．シンクレアは自分がコミュニケーションを開始する方法がまったくわからないことを認めつつも，それは自分が無関心であることを意味しないと主張する．

> 私は，環境の他の側面の理解に影響を与える同じ知覚の問題のために，社会的な手がかりに気づかないことがある．私の視覚処理の問題は，盲目と同じように無関心の結果ではない——盲目の人は，人を認識しなかったり，他人の表情に反応しなかったりすると，無神経と見なされるのだろうか？　ときには私はキューに気づくが，それが何を意味するのかわからない．私は会う人ごとに個別の翻訳コードを開発しなければならない——外国語で伝えられる情報を理解していなければ，それは非協力的な態度を示しているのか？　私は合図の意味がわかっていたとしても，それをどうすればいいのかわからないかもしれない．(ibid.)

シンクレアは悲しみのために激しく泣きじゃくる人と出会ったとき，その人が慰めを必要としていることがわかり，「私には，何もしないよりも良いことができると考えることさえできた．でも私はそれが何なのかわからなかった」(ibid.) という．相手に「共感」しないこと（そして「適切」な行動をしないこと）が無関心のためだといわれることについて，シンクレアは「非常に侮辱的であり，非常に落胆させられる」(ibid.) と述べた．

シンクレアは自分の意志でコミュニケーションを拒んでいるわけではないといいつつ，同時に，人間関係や社交に関する欲求がないことも素直に明かしている．シンクレアは特段人間関係を必要としないし，誰かに依存することもないが，それゆえ「私は自由」であり，「自閉的でない人は決して自由になれない」(ibid.) 存在であると表現する．さらに，人間関係を必要としないシンクレアが「誰かと接触するのは特別なこと」であり，そうする理由は「その人が好きだから」(ibid.) という純粋さに基づいている．シンクレアはある人と経験した出来事を他の人に応用することができない．だからこそ，誰かと交流しようとする際には，ただその人のために，その人に集中し，その交流のために新しいコードを開発するので，その関わりは「特別」なのである．その交流が続く間，その相手はシンクレアにとって「私の世界で最も重要なもの」(ibid.) となるが，決してその人に執着もしない．このような人間関係に対する望みを詳述した上で，シンクレアは「これらは，私が読み続けているコミュニケーションや関係性の深刻な欠陥なのだろうか」(ibid.) と問いかける．

このエッセイで，シンクレアはASD者の社交と助けるメンターの重要性を訴えた．なぜなら，自身が特殊教育の博士課程に在籍する学生を頼りにしたが，その人は精神的・感情的・性的にシンクレアを虐待したためである．シンクレアはそうでないものをたくさん経験することによって，信頼や友情やつながりについて学んだのである．

また，専門家が自分の前提を疑わず，シンクレアのニーズにはない支援を強要する一方で，特別な教育を受けずとも自力でシンクレアと「関係を持つためのガイドラインを自分で考え出した友人」(ibid.) がいたことにも言及している．その女性は，シンクレアが考えていることや感じたことを仮定せず，決めつけず，「推測するのではなく，尋ねること」(ibid.) をした．シンクレアに感情に関する言葉を教えた人物も，シンクレアに感情を学ばせようとしたのではなく，「彼女はたまたま自分の気持ちをよく話していただけだ．彼女はそれぞれの感情が何と呼ばれているのか，どこで感じているのか，どのように感じているのか，自分の顔や体がそれに対して何をしているのかを特定した」(ibid.)．そして，偶然彼女とのやりとりを通じて学んだことは，シンクレアにとって何十年も受けた専門家の介入よりも効果的なものであった．

エッセイの最後の章，「自閉的であることはもとから異なっていることを意味する」"Being Autistic Will Always Mean Being Different"(ibid.) で，シンクレアはグランディンの自伝を読んだ人とのやりとりを題材に，次のように主張した．

> テンプル・グランディンの自叙伝を読んで，牛の傾斜台（chute）が役に立ったと思うかと聞かれたことがある．私は牛の傾斜台はいらない，地球外生命体のオリエンテーションマニュアルが必要だといった．自閉症であることは人間ではないこと（being inhuman）を意味しない．しかし，それはエイリアンであること（being alien）を意味する．それは，他人にとって正常なことが自分にとって正常ではなく，自分にとって正常なことが他人にとって正常ではないという意味である．ある意味では，私はこの世界で生きていくには，オリエンテーションのマニュアルもなく取り残された地球外生命体のように，非常に不器用だ．
>
> しかし，私の人格は損なわれていない．私の自己は損なわれていない．

> 自分の人生に大きな価値と意味を見出し，自分自身であることを癒された
> いとは思わない．(ibid.)

と，自分を適応的に変化させるのではなく，自分のままで他者とうまくやって
いくためのマニュアル（やり方）を求めていることを明文化した．シンクレア
は初期の頃からはっきりと相互の歩み寄りの重要性を主張の核としていたこと
がわかる．

　シンクレアはまず ASD の「問題」であるといわれる「共感」の欠如に対し，
「共感している」という状態は，相手が自分と同じようなことを考え感じてい
るという定型発達者の思い込みに過ぎないことを指摘した．そして，ASD 者
は定型発達者が期待しているように行動できないと一方的に「障害」と見なさ
れ，非難されたり罰を受けたりする現状に対し，ASD 者と定型発達者が互い
に異なっていることを認めて，互いにうまくやっていける方法を伝え合うこと
で，コミュニケーションを取り，よい関係をもつことができると説くのである．

1-2. ASD 者であることを嘆くな，の姿勢

　シンクレアは同じく1992年に執筆した「異なっていることは何を意味するの
か」"What Does Being Different Mean" で，ASD 者であることの意味を問いかける．

> 　自閉的な人は他の人とは違う．よく耳にするが，実際には何を意味する
> のだろうか．両親や教師を含む自閉症ではない人々にとって，人と違うこ
> とは自閉症について最も憂慮すべきことの１つである．治療プログラムは，
> 自閉的な人を自閉的ではない人のように行動させる程度には成功している
> と考えられる．自閉的な人は，「普通に行動する」ことを学んだ範囲で成
> 功したと見なされる．しかし，人と違うこと，普通（normal）であること
> は，私たちにとって何を意味するだろうか？(Sinclair 1992b)

　シンクレアは，自分自身が世界のあらゆるものと自分が違うという意識を
もって育ってきた．それは自分が特別個性的という意味ではなく，「ただ，他
人と同じであるべきだという期待」(ibid.)をそもそも抱いていなかったという
ことである．ゆえに，「自分と似ていないことに驚くことはな」く，他の子ど

も別のカテゴリーの存在として理解していたため，「私がそのなかの1人に
なるとは思わなかった」(ibid.)．シンクレアは「他の人たちは私がそのなかの1
人になることを期待している」ことに気づいたのを「啓示」と表現している
(ibid.)．

　シンクレアがいじめられたとき，自分の母親からシンクレアの方が優しく接
して友達になるよう促されたことや，ASD者たちが自分の違いを問題に感じ
悲しんでいることについて，違っていること自体が問題ではないという．ASD
者が「違い」がよくないことだと感じるのは，シンクレアにいわせれば「自閉
的ではない人が自閉的な人に，人と違うと悪いことが起こると教えているから
だ」(ibid.)．特に「人と違うことによる最も破壊的な結果のいくつかは，親や他
の人が愛情から行動していると信じていることによって引き起こされてい」
(ibid.)ることをシンクレアは鋭く告発する．

> 　自分の子どもが他の子どもと違うことを常に悲しんでいる親は，どんな
> メッセージを伝えているのか？　常に子どもに「普通に行動せよ」と促し，
> 「自閉症にならない」ことで最大の賞賛と承認を得る親は，何を伝えてい
> るのだろうか？　紛れもないメッセージは，「両親は私が私であることを
> 望んでいない．普通の子どもの代わりに私がいることを悲しんでいる．彼
> らが私を好きになる唯一の方法は，私が他の誰かであるかのようにふるま
> うことだ」．(ibid.)

　そしてこのようなメッセージを内面化して「普通」であることにこだわるよ
うになった人は，シンクレアが見る限り低い自尊心などに苦しんでいる．そう
いった状況に，シンクレアは2つの提案を行う．「まず，自閉症であることは
悲しいことでも，恥ずかしいことでも，当惑することでもないということを，
誰もが認識する必要があると思う．深く悲しむのを止めろ！」(ibid.)．そして
ASD者もまた自分の違いに悩むことを止め，ASD者を「問題」にしようとす
る周りの人々に巻き込まれないようにと助言する．また，ASDの性質はその
人の「人格や意識の核心にまで及んでいる」(ibid.)のだから，自分の「違い」
を否定したり，隠したり，分離したりしようとすることも止めるようシンクレ
アは呼びかける．この頃からシンクレアは「異なるという事実だけを悲しむこ

とは，自閉的でない人がもつハンディキャップであ」り，「私たちがありのままで在ることが本当に必要だ」(ibid.) と認識していた．

　また，シンクレアは ASD 者に行われる教育や治療には肯定的で，あらゆる人が必要な助けを受けるべきだと主張しているし，「もし自閉症の人が危険で破壊的な行動をとっていたり，他者の権利を侵害したりしているのであれば，これは間違いなく解決すべき問題である」(ibid.) ともいっている．問題は，「自閉的な人たちは自閉的でない人になろうと人生を過ごすのではなく，自閉的な人として世界で機能するように助けられるべき」であり，「自閉的な人がより正常に見えるようにするためだけに，集中的でストレスの多い，しばしば非常に高価な治療を受けている」(ibid.) ことであった．

　シンクレアは，ASD 者が非 ASD 者と同じ目標をもった場合でも，別の方法によってそれを達成しようとする可能性があり，それを認められるかどうかで ASD 者がその人らしく機能できるかどうかが決まると主張する．そして ASD 者が非 ASD 者のやり方を真似ようとすることはかえって物事を複雑化し，成功する可能性を下げるのだ．だからこそ，ASD 者は非 ASD 者のようになろうとすべきではない．この姿勢をシンクレアは次のように表現する．

> 　弱者ではなく強者の立場から始めることで，より効果的に機能できることが十分に実証されている．つまり，他の何かになろうとするのではなく，自分自身を提示することによって．このような基盤の下で，自分の強みを最大限に発揮し，できないことの限界を最小限に抑えることができる場を，社会のなかに見出したり，作ったりすることは可能だろうか．(ibid.)

　シンクレアはそもそも，ASD 者が生まれながらに自分で機能できない弱者であるという見方自体に同意しないのである．

　そしてシンクレアは1993年に最も有名かつ影響力のあるエッセイの一つ「私たちを嘆くな」"Don 't Mourn For Us" を執筆する．このエッセイは，トロントで行われた自閉症に関する会議でシンクレアが発表したものである．この頃，ASD の子どもをもつ親の悲しみが取り沙汰され，ASD の「治療」や「訓練」を求める親の声が注目されていた（Silberman 2015＝2017：578）．この講演でシンクレアが主題としたのは，自閉症児の親がもつ"悲しみ"の感情についてである．

シンクレアは「自閉的でない人は自閉症を大きな悲劇と考えており，親は子どもと家族のライフサイクルのあらゆる段階で失望と悲しみを経験し続ける」が，「この悲しみは子どもの自閉症そのものに起因するものではない．両親が望んで期待していた普通の子どもを失った悲しみである」(Sinclair 1993) と断言する．シンクレアは期待していたことが起こらないことを悲しむことは自然であると認めるが，起きなかった出来事に執着し，ASD を悲しみの原因と見なし続けることは「親と子どもの間の受容的で真正な関係の発展を妨げる」(ibid.) ので，認識をまったく改めるべきだと論じた．

　改めて，自閉的であることは 1 つの生き方であり，自閉症をある子どもや人から分離することはできないとした上で，自閉症が「治る」ことを願うのは「私がもっている自閉的な子どもが存在しなければよかったのに，代わりに別の（自閉的ではない）子どもがいたらよかったのに」(ibid.) ということと同じであることを示す．シンクレアは過去のエッセイでも主張してきたように，親がこれまでしてきたような「普通」のやり方で，子どもは親が期待しているような好ましい反応を示さないかもしれないが，思い込みを捨てて，最も基本的なところから教え，理解しているかどうかを確認するなど丁寧に関われば，子どもと関係をもつことは可能であるという．要は，「自閉的な人々はどの社会でも「外国人」」なのだ．丁寧に関わる必要があり，また，関わる際に「普通」の関係を期待しすぎると負の感情を避けられないが，「先入観を持たず，新しいことを学ぶことにオープンな姿勢で，敬意を持ってアプローチすれば，あなたは想像もできなかった世界が見えてくる」(ibid.) と誘う．

　シンクレアは，ASD 者の親の悲しみは，「期待される正常な子どもとの関係が起こらないこと」であり，「待っていた，希望していた，計画していた，夢見ていた子どもが来なかった」悲しみであり，「自閉症の問題ではなく，打ち砕かれた期待の問題である」(ibid.) とその性質を見抜く．死別の問題を扱う機関にかかるなど，その悲しみに順応するためにあらゆることをするべきであるが，それでもその「悲しみ」は「自閉症とは何の関係もない」し，「どうしてもというなら，自分の失われた夢のために深く悲しんでください．しかし，私たちのために嘆くな」(ibid.) なのである．

　シンクレアは，親が夢見ていた子どもへの執着を止め，代わりに今現実に存

在しており，親の理解や手助けを求めている ASD の子どもたちのために働くように呼びかける．このエッセイでシンクレアは非 ASD 者による感情的なフラストレーションが ASD 者に対する「治療」や「教育」といった形での抑圧の動機となっていることを批判すると共に，ASD 者たちにも関係がうまくいかないことを自身の自閉的な性質にあると責任を負わないように主張した．先行研究でも記述されている通り，この姿勢はその後の ASD 者たちの言論の核となるだけでなく，ASD 者の受容の在り方そのものを問い直し，更新する分水嶺となった．

1-3. ASD は病気ではない── 治療と教育について

　1990年代にはシンクレアは精力的にエッセイを執筆している．

　1995年に執筆した「医学研究資金？」 "Medical Research Funding ?" というタイトルのコラムでは，シンクレアの「治療」への見解が個人的な体験と共に記されている．シンクレアは「自閉症と囊胞性線維症の発生頻度はほぼ同じであるにもかかわらず，アメリカ国立衛生研究所が自閉症よりも囊胞性線維症の研究に多くの助成金を出していることを訴えるメッセージ」を受けて，改めて「自閉症は病気ではない（Autism is not a disease）．それは人を病気にさせないし，人を殺さない」と明言する．

　シンクレアは自分自身が若い頃，血液の疾患によって死にかけ，１年半の闘病を余儀なくされ，「本質的に苦痛で恐ろしい身体症状や，不快で苦痛な医療処置を経験した」(Sinclair 1995a)．同じ病棟で治療を受ける子どもたちと一緒に過ごし，親しくしていた人が若くして亡くなる姿を見て，シンクレアは「彼らの治療法が欲しかったし，自分の治療法も欲しかった．私の病状について十分な研究が行われ，主治医たちが安定した寛解に導くことができたことを嬉しく思う」し，多くの人が「生き残れるように，より多くの研究，より多くの知識，より良い治療法があることを望んでいる」(ibid.)と医療自体を否定しているわけではない．しかし，ASD に関する研究は違う．まず，他の病気と違って，ASD の人たちは ASD を「治したい」とみんなが望んでいるわけではない．

　　　自閉症の医学研究の目的は何か？　自分を「治す」ために ── 自分が同

じ人間でなくなるまで，自分の感覚，知覚，思考，感情，関わり方を変えることで，自分を世界に適合させるため？　自閉的な友人たちの奇妙な点を均等にして，彼らが，私が知っていて，気にかけていて，人生を共にしているのと同じ人たちではなくなるようにするため？　私のような人間が生まれて来ないようにするため？　私のような人間がいない世界を作るため？（ibid.）

　その上で，では ASD のためのサービスなどの開発について資金が不要なのかについては，「もし私たちが自分たちで物事を処理することに任されるなら，自閉症の人々は大丈夫だということなのだろうか？」と切り出し，次のように反論する．

　　私の人生は，このままでは絶対に「大丈夫」ではない．私はほぼ 2 年間も雇用されていないし，生活を（かろうじて）支えるだけの収入を生涯でたった 4 年間しか得たことがない．その 4 年間も，約 7 年前に惨めな結果に終わった．医療研究はこの状況を助けてくれるだろうか？　いいえ．私には教育と職業の支援が必要であり，雇用されているからといって搾取され，虐待されているわけではないと確信できる職場が必要だ．私には，自己管理，自宅管理，時間管理の基本的なスキルがない．医療研究はこの状況を助けてくれるだろうか？　いいえ．私にはスキルトレーニングと環境サポートが必要だ．（ibid.）

　このように，シンクレアは ASD 者に必要なのは就労につながる適切な教育と環境であると一貫して主張する．

　さらにシンクレアは1995年に「私が「パーソンファーストランゲージ」を好まない理由」 “Why I dislike “person first” language” というエッセイで，「ピープルファーストランゲージ」 “People First Language” の使用を通じて ASD であることを考察している．ピープルファーストランゲージ People First Language とは1990年代に障害などの特定の属性ではなくまずその人に注目するという趣旨で使用されるようになった表現方法で，たとえば The disabled（障害者）ではなく person with a disability（障害をもつ人）などと表現することである．

「私は「自閉症をもつ人」ではない．私は自閉的な人だ」（I am not a "person with autism." I am an autistic person.）(Sinclair 1995b) とシンクレアは書いた．この違いにこだわる第一の理由は，「「自閉症をもつ人」ということは，自閉症をその人から切り離すことができることを示唆している」ためである．シンクレアは「自閉症は私の一部だ．自閉症は私の脳の仕組みに組み込まれている．私が自閉的なのは，私の脳の働きと切り離して考えることができないからだ」(ibid.) と自閉性と本人の人格が不分離であることを強調する．

　第二の理由は「「自閉症をもつ人」という言葉は，たとえ自閉症がその人の一部であっても，それほど重要な部分ではないことを示唆している」ためである．たとえば女性や男性を「女性性をもつ人」や「男性性をもつ人」とはいわないように，シンクレアはその人のアイデンティティにとって重要な特徴を形容詞として用いる（優しい人など）ことや，役職そのものをつけて呼ぶ（労働者，親など）と指摘する．シンクレアにとって「自閉症は文化や学習された信念体系よりも深いところにあり」，その人のあらゆる面に影響を与える「私の本質的な特徴」(ibid.) なので，形容詞の "autistic" を使用することが妥当なのである．

　第三の理由は，「「自閉症をもつ人」ということは，自閉症が悪いものであることを示唆している──あまりにも悪いため，人であることと一致すらしない」(ibid.) ためである．第二の理由で挙げられた例のように，「良い」または中立的な特徴については，わざわざ「もつ」（have）という表現を使わない．「いわれている特徴が否定的であると判断されて初めて，突然その人と区別したくなる」(ibid.) のである．

　そしてシンクレアは「私が自閉的（autistic）なのは，ありのままの自分を受け入れ，大切にしているからだ」という．シンクレアは ASD を擁護するための表現を整えた人でもある．

　またシンクレアは「「治療」がゴールなのか？」 "Is "Cure" a Goal?" でも再度 ASD と「治療」の関係を考察している．シンクレアは自分自身の特性を「私を異ならせたり異常にしたりするが，それ自体が充実した有意義な人生を送る能力を損なうことがない」ものであると理解している．そして，「治療」を考えることについて，以下の基準があると主張する．

左利きはそのような特徴の 1 つであるが，インターセクシュアルは別の
ものだ．そして，自閉症は 3 つ目である．これらすべては，私の身体的・
社会的環境にある程度の葛藤をもたらすかもしれないが，私との葛藤をも
たらすものではない．脱力発作や線維筋痛症などの他の特徴は，自分に
とって重要な点において機能を果たす能力を妨げる．それらは私が自分の
目標を達成することを妨げている．そしてそれらは，失われた生産性，苦
痛，無力感のなかでそれらが奪ったものを正当化するための，個人的な意
味の領域で何の利益も返さない．これは，自分が変わってほしいのか，
「治ってほしい」のかを考える個人的な基準である．(Sinclair 1998a)

　シンクレアは一貫して，自閉的な特徴は左利きやインターセクシュアルと同
じように自分にとって問題ではないが，社会との摩擦を経験させるものとして
論じている．
　そして，シンクレアがこのような問いを立てるのは，ASD 者がしばしば強
迫性障害による困難を報告しているためである．自分の行動や思考をコント
ロールできない強迫性障害の苦痛を理解し，また ASD 者が強迫性障害（Obses-
sive-Compulsive Disorder）を併発しやすいことにも触れた上で，シンクレアは
「強迫性障害がなくても自閉的である可能性がある．また，自閉的な人でも強
迫性障害の治療が成功すれば，その人は自閉的なままである．自閉症は強迫性
障害と同義ではない」と，強迫性障害は ASD とは分けられると述べる．感情
処理に関する問題も同様に，それを変えたいと人々が望むことは理解できるが
「繰り返しになるが，人は感情処理の問題を抱えずに自閉的でありうる」(ibid.)
と主張する．ここで興味深いのは，

　　このような問題を抱えている自閉的な人でも，感情的なミスファイアや
オーバーファイヤーを（特別な食事，バイオフィードバックとリラクゼー
ショントレーニング，投薬などによって）制御することができれば，その
人は自閉的なままである．(ibid.)

と，心身の不調への対処法としてはグランディンが提言していたような方法を
シンクレアも認めていることが読み取れる．しかしそれは ASD そのものへの

対処ではなく，「一般的ではあるが本質的ではない周辺的特徴や自閉症とともに起こる別の状態の特徴」と「自閉症の中核となる本質的な特徴を区別することは有用である」(ibid.) と主張するなど，シンクレアは ASD 者としての健全性を追求することを重視していた．

　シンクレア自身も感覚過敏に苦しむ一方，それが世界を味わい深くするというメリットも認めており，それを変えることで何かを失う可能性がある以上，「治療」を望まないものもあれば，視力のように生活に大きく影響する要素の「治療」を注意深く求めているものもある．いずれにせよ，専門家は ASD の人々にとって自然に感じられる負担のない形で成長や学びを支援するべきであり，「これは，感覚過敏に対処するための戦略の開発を支援することを意味するかもしれない」し，「行動や感情の自己監視と自己管理を教えることを意味するかもしれない」が，「自閉症を受け入れて取り組むことと，スキルの向上を促進することの間には，本質的な対立はない」(ibid.) と明言する．加えて，それらは全て「自閉的な人々が非自閉的な人々のようになることを強要されるのではなく，より有能な自閉症の人々に成長し，発展する」(ibid.) という視点で行われなくてはならないのだ．

また，シンクレアは

> 　自閉症の人は他の人と同じように，他人の境界線に立ち入らないようにふるまうように教えられる必要があると考えている．もし生徒が積極的に他の人に干渉する行動（歓迎されない接触，他人のものを持ち出す，集中しようとしているときに音を立てる，部屋にいる他の人が苦痛を感じたときに照明をつけたり消したりするなど）を示している場合は，その生徒が自閉症であるかどうかにかかわらず，介入することが適切である．(ibid.)

と，他の人の行動を妨げるような行為については学ぶ必要性を受け入れる一方，定型発達者たちも ASD 者の奇妙だが他人に直接影響しない行為を尊重すべきであると書く．つまり，

> 　自閉症の人が，私たちは変なことができるが，他の人には干渉できないことを学ぶ必要があるように，他の人も，自閉症の人が無害な変なことを

| しても大丈夫だということを学ぶ必要がある．(ibid.)

と，相互に寛容に関わることが重要なのである．シンクレアは ASD 者が報告する苦痛の多くは社会的な偏見や本人の心身の健康状態の問題であり，自閉性自体に「問題」はないという姿勢を貫いている．

またこの頃，シンクレアの個人サイト「このサイトで使用されている言語と略語についての注意書き」"A note about language and abbreviations used on this site" のページで ASD に関する用語が更新された．

Neurotypical（略称 NT）は，形容詞または名詞として使用され，自閉的な型の脳を持たない人を指す．「normal」の定義は文脈に大きく依存するため，NT は「normal」よりも具体的であると考えられている．しかし，ANI コミュニティのメンバーは，一般的な人間の文脈の中では，私たちがノーマルではないことをよく知っている．この事実を認めることは無神経でも軽蔑的でもないと考えられる．ほとんどの人はノーマルでなくても構わないし，ノーマルでいたいとも思わない．ありのままの自分を認められて感謝している．(Sinclair 1998b)

と，今日最も影響力のある用語の 1 つである「定型発達」（Neurotypical）の提案を通じて，ASD 者は異常ではなく社会のなかの少数派であることを端的に力強く表現して見せた．このページでは，ANI では形容詞の Autistic が好まれる傾向があるが，「ピープルファストランゲージ」"People First Language" を好む人もおり，どちらを使用しても差し支えはないことが宣言され，その他にも，「定型発達ではなく，かなり自閉的ではないが，特にコミュニケーションや社会的特徴の点で明らかに「自閉的っぽい」("autistic-like") 人」を指すために使われる「AC」("autistic and/or cousin")（ibid.）という言葉も発案するなど，ASD 者のコミュニティ独自の文化の豊かな発達を垣間見ることができる．

シンクレアは ASD を自分の何らかの能力を低下させたりする要因ではなく，大切な自分の一部として感じている．本人の苦痛や能力の発揮を妨げる病や「障害」については治療が必要だが，「健康な」ASD 者に必要なのは「治療」ではなく教育やトレーニングである．そして，その教育やトレーニングは

ASD者が定型発達者のようにふるまうことを目標としたものではなく，本人に合った方法で，本人の才能や可能性を引き出すという理念に基づいていることが重要なのだと，シンクレアはASD者にとっての医療と教育の関係についても明文化している．

2．ASD者のための組織論

　これまではシンクレアのASD観を論じてきたが，これからはシンクレアの理想を基に展開されるASD者による組織の立ち上げと活動について分析していく．

2-1. ASD者のためのネットワークを作る —— ANIの立ち上げ

　2000年代になるとシンクレアはASD者による組織的活動の在り方を報告し始める．

　シンクレアは2005年に「オーティズム・ネットワーク・インターナショナル —— コミュニティとその文化の発展」 "Autism Network International: The Development of a Community and Its Culture" というタイトルで，世界で初めてのASD者によるセルフ・アドボカシーグループであるANIの歴史とその理念などを包括的に記述した．この記事を書くことで，シンクレアはASD者たちのコミュニティと文化のありようを伝えると共に，「自閉症の人々は，他の人と共通の利益を共有する能力を欠いており，社会参加や連帯感から切り離されており，行動や態度の社会的伝達にアクセスできない」(Sinclair 2005) という見立てを再考させようとした．

　ANIはもともと親が運営するASD組織のペンパルリストで知り合い，会議で連絡先を交換したASD者たちが立ち上げた組織である．シンクレアにとって，親によって運営される会議は人が多過ぎ，音や明るさが配慮されず，スピーカーや記事などの刺激も多く，何よりもASDを「悲しみ」の原因と見なす人々の集まりだったので，快適ではなかった．

　シンクレアに人との交流を動機づける出来事の１つは，1992年の２月にウィ

リアムズが出版した『自閉症だったわたしへ』“Nobody Nowhere” の宣伝のために
オーストラリアからアメリカを訪れた際に，シンクレアたち数名の ASD 者と
会い，数日を一緒に過ごしたことである．そのときの経験を，シンクレアは
「異星人のなかで過ごした人生の後に，自分と同じ惑星から来た人に出会った
と感じ」，「自分の国の言葉で誰かとコミュニケーションが取れたことは，素晴
らしく力強い経験だった」(ibid.) と語っている．さらに，自分と同じ人々と過
ごすなかで，シンクレアは「もう一つの自然な自閉的社会的行動——対話的な
刺激——を経験し」，コミュニケーションを楽しんだ．さらに，ASD 者たちが
集まることで生活に必要なタスクを分け合うことができることがわかった．シ
ンクレアは「自閉的な人のピアサポート（autistic peer support）の可能性を垣
間見始め」，実際に ANI では一緒に住んで互いに生活を助け合うアイディアが
時折議論されているという．

　やがてシンクレアたちは「自閉的な人にとって自閉的な空間は良いものだと
判断し」，「私たちは，定型発達者が運営する組織に依存してお互いを見つけ，
会うことができる唯一の場所を提供し続けるのではなく，独自の組織を立ち上
げることに決めた」(ibid.)．自分たちが立ち上げる組織を「「コミュニティ」で
はなく「ネットワーク」と呼」んだのは，ASD 者が何らかのグループを形成
することや，グループのなかでうまくやることがむずかしいことは事実であり，
シンクレアもその時点では「「コミュニティ」が自閉的な人々にとって意味の
ある概念であるとは本当に信じていなかった」(ibid.) ためである．ネットワー
クでは，ニュースレターは全体的な情報共有のため，ペンパルリストは個人間
の連絡のために使用された．

　また，組織の立ち上げにあたって，誰が参加する「資格」をもつのかが話し
合われた．アスペルガー症候群がやっとアメリカで知られ始め，自分の体験を
語ったり，進学したり，就労したりする自閉症者の存在は例外的と考えられて
いた．シンクレアとその仲間たちはある面において「高機能」（“High func-
tioning”）であることは間違いなかったが，生活にはさまざまな困難があった．
「高機能」である他の自閉症の人々にのみ焦点を当て続けることもできたが，
シンクレアたちは

しかし，私たちは皆，若い頃に「低機能な」（"low-functioning"）自閉的な人たちについての適切な表現（descriptions）をもっていた．私たちは皆，自分たちとまだ「低機能」と考えられていた自閉的な人々との共通点を認識していた．また，言語を使用するスキルをたまたま共有していなかった多くの自閉的な人々の能力と強みも認識した．(ibid.)

ために，その人の状態や組織へ参加するかどうかなどは問わずに，「私たちの使命は，すべての自閉的な人々の公民権と自決を擁護することであると決めた」(ibid.)．また，「自力で参加できない自閉的な人々の生活に影響を与えることができる唯一の方法であるため，親や専門家にニュースレターを提供」し，ASD の支援者たちを「教育」(ibid.) することも決めた．

　ANI の活動は ASD を「治したい」と考える親にとって脅威と考えられて批判されるなどの苦難に遭い，またそのことにシンクレアたち自身も困惑しつつも，ANI は1990年代を通じて，手紙やオンラインなどの遠隔での交流だけでなく，ASD 者同士の現実的な出会いを提供するといった活動を展開していった．フォーラムでは最初のうちは ASD 者による自分たちの生活に関する記述と，子どもを理解したいと情報を求める親の質問が中心だったが，自閉的な参加者が増えるにつれて「ピアコミュニケーション」が行われ，個人的な連絡が増加し，「ANI について学び，インターネットフォーラムを介して他の自閉的な人とコミュニケーションを始めた自閉的な人々の間で，少数の個人的な関係が確立され，最終的にオンラインの友人と直接会うことに興味をもつ」(ibid.)ようになったのである．そして，家族や友達などと関係を築くことが困難だった ASD 者たちにとって，日常で「実際に自分のことを理解してくれて好きになってくれた人，そのお返しに私たちが理解し，好きになった人を見つけることは，人生を変える経験」(ibid.) となる．

　このようにして成立した ANI だが，自閉的な人々もまた他のグループと同じように多様であることから，課題が多数あることもシンクレアは認めている．たとえば，「私たちの間には誤解や意見の相違があり，感情を傷つけ，友情を失い，さらに悪いこともあった」(ibid.) のように．そのなかでも，いくつか ANI の特徴を説明している．

・おそらく，ANI コミュニティの最も重要な共通の価値は，自閉的であっても大丈夫だということだ．私たちが私たちらしくあることは「間違っている」わけではなく，定型発達になること（または模倣を学ぶこと）が目標ではない．「正常に合格する」（passing for normal）ことを重視する自閉的な人，または「低機能」な自閉的な人を表すと見なされる行動に関連づけられることを望まない自閉的な人は，メンバーの範囲や，ANIで歓迎されている率直で恥ずかしくない自閉的行動に不快になる可能性がある．

・私たちはいくつかの自閉的な活動家団体ほど政治的に強烈ではないが（主にコミュニティとして多くの政治活動に従事するのに十分に組織されていないため），私たちは障害者の権利運動としっかり連携している．ANI が取り組んでいるよりも組織化された政治活動を望んでいる自閉的な人も，政治的な論争を避けたいと思っている自閉的な人も，ANI の障害政治への関与のレベルに不満を抱いている可能性がある．

・私たちは，感覚に敏感で，過剰な刺激から保護するコミュニティの規範を望んでいるメンバーがたくさんいる．私たちはできる限り多くの自閉的な人のニーズに対応するために一生懸命努力したが，非常に騒々しい，招待されずに人々に触れる傾向がある，または敏感な人々に感覚的苦痛をもたらす他の行動をしている人々は，自己抑制および他者の感受性への配慮に対する私たちの要求によって不快に束縛されると感じるかもしれない．

・私たちは分離主義者コミュニティではない．他の自閉的な人々とのみ接触を望み（この態度は通常，定型発達者と同じようにふるまい，社交するための強制的な接触と圧力の寿命に対する反応である），定型発達者の人々とはまったく接触を望まない自閉的な人々は，多くの定型発達者の家族や自閉的な人々の友人の ANI コミュニティへの関与に不満を抱く可能性がある．

・私たちは自閉的な人が運営するコミュニティだ．非自閉的な人々が参加するかもしれないが，意思決定力と組織のリーダーシップは自閉的な

人々によって保持される．自閉的な性質と実行機能の問題の蔓延を考えると，私たちは多くの場合，定型発達者の組織よりも組織化されておらず，効率も悪い．私たちの最善の努力にもかかわらず，私たちが克服できなかった，ある程度の混乱と予測不能性がある．これに対処できない自閉的な人は，ANI イベントが非常にイライラすることに気づくだろう．（実際のところ，ANI イベントは私の組織スキルに負担をかけるため，非常にイライラする．しかし，このコミュニティに参加することの報酬は私にとって価値があるので，避けられないフラストレーションは我慢する．）

・親族の魂を見つける（finding kindred spirits）という驚くべき強力な経験は，一般的だが，普遍的ではない．それらが起こるとき，それらはそれらを期待していなかった人々に起こるようだ．自閉症についての情報を求めて ANI に来た人は，自分自身をよりよく理解できるようになるか，日常の課題に対する実際的な解決策を手助けするか，または自閉的であることは単なる障害の集合以上のものであることを意味し，彼らが見つけるものに彼らが最も満足する傾向がある．彼らが個人的な友情やグループに所属しているという感覚を偶然見つけた場合，これらはおそらく驚きとしてやってくる．

・社会的動機に関しては，外向的で熱狂的なメンバー，留保されたメンバー，撤退したメンバー，そしてその中間にいるメンバーがいる．感覚過敏症と同様に，ANI 内で発展したコミュニティの規範は，より敏感なメンバーを望ましくない社会的圧力から保護することに主に関係している．多くの人が幸運にも他の ANI メンバーとやりがいのある友情を築くことができたが，私たちは他の人との個人的な関係をもつ人の社会的義務を認識していない．他のすべてのメンバーが自動的に彼らを好きになり，友達になり，彼らと交流したいと思うことや，自分のすべての意見に自動的に同意して，これまでと同じ人生経験をもつことを期待して ANI に参加すると，人々は失望する可能性がある．(ibid.)

このような ANI の特徴に賛同しない人々は組織を去っていった．

2-2. ASD 者のための安全なウェブフォーラムをつくる
——定型発達者からの離脱と再協力

　ASD 者を中心に置いた組織運営の方針は ANI の活動のさまざまな分野に浸透している.

　たとえば,1993年に行われたある会議のあと,ウェブ上の自閉症に関するフォーラムでは会議に興奮した ASD 者によるメッセージの投稿が急増した. ASD 者たちはそのやりとりを楽しんでいたが,一部の定型発達者である親が「「帯域幅の浪費」(wasting bandwidth)をやめるように要求する怒りの返信を」(ibid.)したため,ASD 者たちは自分たちがメンバーとして自由な交流を妨げられ,親にとって価値ある情報を提供することだけを期待されていると腹を立てて応戦するといった出来事が起きた. 他にもオンライン上での ASD 者と定型発達者の親との対立があったとき,一部の親は ASD 者たちの味方をしたが,ASD 者は定型発達者の親が管理する場所は安心できないと感じたため,自分たちのウェブスペースを作ることにした.

　ANI-L というメールフォーラムを開始する際には,改めて誰が参加可能かどうか注意深く検討された. 完全に ASD 者のためのスペースであるべきという意見もあれば,活動を応援してくれる保護者らに好意的な意見もあった. 最終的に定型発達の人々のメールフォーラムへの参加を認める際も,厳重に規約が設定され,信頼できる人にモデレーターが任され,参加者は自分の関心があるトピックだけに参加できるようなシステムが設計された. 特に,定型発達の人と接触したくない ASD 者と,保護者に協力したい ASD 者のためのセクションは慎重に分けられた. さまざまな工夫がされてはいたものの,度々議論は紛糾した. しかし,「ほとんどの場合,定型発達のメンバーは自閉的な空間でゲストとしてふるまう方法の概念を尊重し,熱心に学習し」,「ほとんどの場合,私たちの AC メンバーはお互いに,そして定型発達のメンバーに辛抱強く,だれかが混乱したり不快だったりするときに助けようと努め」(ibid.),よい関係を築くように努めていた. さらに,何か手助けが必要になったり問題が起きたりしたときに,シンクレアが問題を確認するよりも早く誰かが必要な介入を行うようになった. 最終的に,分けられたセクションの両方に投稿される会話が圧倒的に増えるなど,お互いの関係の「回復」が見られた.

1995年の11月に参加することになった「高機能」自閉症の親のための組織が初めて開催した会議に向けて，ANI は①会議の主催者に ASD 者が休むためのスペースの提供を依頼する，②状態が一目でわかるバッジを作成する（赤色は誰とも話さない，黄色は知人だけとやりとりする），③ASD 者にとって不快な行動のリストアップ（「感覚的暴行」，質問責めにされる，定型発達的な関わりを要求される，人間としてではなく親の知識の資源として扱われるなど）(ibid.)など，のちの ANI が主催するイベントオートリート（Autreat）にも活用されることになる，ASD 者が快適に会議に参加するためのさまざまな方法を考案した．

　ANI のメンバーは会議でのやりとりを楽しみ，参加者との交流を有意義だと感じる反面，主催者から会議の計画から締め出される，たとえば発語がない「低機能」なメンバーは会議に参加すべきではないと言われる，無礼に扱われる，金銭的に豊かではないメンバーのために用意した食品の配布を禁止されるなど，ひどい扱いを受けた．また「会議後，主催者は ANI の貢献をほとんど認めなかったが」，「興味深いことに，ANI への承認の欠如に憤慨を表明したのは，ほとんどが保護者だった」(ibid.) という．

　さらにその後，相手方の組織からのひどい対応に失望するコメントをメールフォーラムへ投稿したメンバーに，組織の会長が電話をかけて口頭で罵るという事件が起きた．情報の流出が起きたことで ANI のメンバーはフォーラムの安全性に危機感を抱くが，ASD 者と定型発達者がウェブフォーラムの使い方をめぐって激しく対立した以前とは異なり，ANI の内部で ASD 者と定型発達者の間での感情的な反発は起きなかった．それまでに ANI へ関わる定型発達の人々が ASD の人々をよくサポートし，コミュニティの一員として認められていたためである．シンクレアたちは慎重な組織の運営を通じて，一時的に険悪になっていた ASD 者本人と定型発達の両親や専門家たちともよい協力関係を築くことに成功していた．

2-3. 現実世界で ASD 者たちが集まる空間を創る —— オートリートの開催

　そしてシンクレアは，定型発達が主催する会議では自分たちが十分に尊重されないという出来事をきっかけに，ASD 者がさらにイニシアティブを握って

活動するためにも「私たちは自分たちの自閉的カンファレンスを作るときがきたと判断した」(ibid.).

　シンクレアたちは，1996年にASD者のためのカンファレンス，オートリート（Autreat）をキャンプ場で開催する．シンクレアはASD者たちが定型発達の人々の邪魔をせず自分らしくいることができ，ASDの子どもたちがASDの大人に会いに来られる空間を目指した．また，定型発達的な空間と自閉的な空間を行き来するのではなく，一定の時間寝食を共にするという「完全な没入感のアイディアが気に入った」(ibid.).　初めての会議は8月下旬に行われ，約50人が参加した．

　オートリートでは毎年まずオリエンテーションが行われ，オリエンテーションで伝えられた情報は冊子にして参加者に配布される．互いの交流をスムーズにするためのバッジが使用される他，休むためのスペース（クラッシュルーム）に関する案内や，火災が起きた際の避難方法，音に関する注意，食事に関する案内などが提供される．

　オートリートでは「社会的相互作用は自発的である場合にのみ望ましい」とされ，また，すべての活動は「機会ではあるが圧力ではない」というスタンスで行われる．すべての活動は可能な限りオプションが用意され，「すべての参加は純粋に自発的」なものとなる．そして，「受け入れられない唯一の行動は，他者の権利を侵害する行為」(ibid.)である．そして，「社会化することへの期待や圧力の欠如，そして彼らがいつでも自由に撤退できるという知識は，多くの自閉的な人々が社会化したいと思うように解放するようで」(ibid.)，会議中にはASD者たちが自発的に誘い合ってアクティビティに出かける，食堂で集まってディスカッションするなどの姿が見られた．

　シンクレアは，このような完全に自発性が尊重され，「特定の方法で行動するというプレッシャーや期待が突然欠如」(ibid.)した環境では，一部の人が最初強い混乱を示すことも記述している．参加したある定型発達者は，「他の人のふるまいをどのように解釈するかについて混乱し，気づかないうちに人を怒らせるかもしれないと心配し，ふるまい方や人との関わり方がわからないと感じ」るなど，「自閉的な人が定型発達者社会で頻繁に経験するのと同じ社会的混乱と不快感を経験することができた」(ibid.).

また，ASD者のなかでも「定型発達者への合格（passing for NT）に特に強い知識をもっている人々」は定型発達の社会で経験する期待がなくなると「爆発的な減圧」（explosive decompression）を経験し，どうふるまってよいかわからず，パニックになったりする．しかしこれは一時的な物であり，「個人が抑制された自己と再びつながり，自閉的コミュニティへの強い愛着を形成する」(ibid.)ための前段階であるとシンクレアは主張する．

　さらに自閉的な人が自分の自然な在り方を受け入れるようになると，「彼らをより「正常」にしようとする人々によって彼らに行われたものに腹を立てるか，または彼らは以前に自己理解と自己受容を発達させることを許されないことによって失ったものへ」(ibid.)悲しみを示す．また，定型発達的な特性を「良い」とし，ASD的な特性を「悪い」としてきた偏見を拒否した結果，ASDは「良く」，定型発達は「悪い」という思考をもつ人もいるが，それはANIのコミュニティではASD者からの反論などで修正される．

　シンクレアはANIでの活動を通じて，ASD者たちを結びつけるだけでなく，定型発達の保護者との協力関係を構築し，個人から仲間へ，オンラインから現実の集まりへとASD者の活動を変化させていったのである．

2-4. 本当の「自閉的空間」で育まれるASD者としての「強さ」

　そしてシンクレアは2010年に「文化的批評──自閉的な人々がいっしょにいるということ」"Cultural Commentary: Being Autistic Together"というタイトルでDisability Studies Quarterlyというジャーナルへ寄稿し，ANIの共同創設者としてASD者たちの交流を主導した経験から，改めて自閉的であることやその人たちらしく存在できるコミュニティと空間を考察した．

　まずANIの初期のメンバーには言語能力が高く書き言葉を好む，感覚防衛的で刺激を好まない，衝動の制御にそれほど苦労しないという共通点があり，生活能力など多くの「困難」はあったものの，シンクレアたちの特性は「一般的に周囲の人々の妨げにはならなかった」．そのような事情から「ANIコミュニティは，コミュニケーション手段として書き言葉への依存度が高く，完全な自己表現の自由を認めることよりも，人々の境界を守ることに重点を置く慣習やルールを持つように発展してきた」(Sinclair 2010)．同じような特性をもつ人は

ANI の用意する環境で安心する反面，刺激を必要とする人や衝動の制御にむずかしさを感じる人は窮屈に感じる可能性もあるとシンクレアは推測する．ANI に参加する人は多様になっており，できる限りそのニーズに対応しようと心がけている．

　定型発達的な社会のなかで，これまで他のエッセイでも繰り返し記述されてきたような誤解や偏見のために「ほとんどの自閉的な成人は，生涯にわたって対人関係の困難と失望を経験」し，「私たちにとって圧倒的で消耗的な参加レベルとペースを維持することが期待され」(ibid.) るが，一方で定型発達的であることの利点も認めている．たとえば，定型発達者はその場で何をするべきかを知っていて，ASD 者に説明したり指導をしてくれたりする．また，他者の社会的ニーズを予測することに長けており，時に ASD 者のニーズも読み取って手がかりをくれることもある．さらには

　　最も無秩序で注意散漫な定型発達の人々でさえ，大抵は空腹になると気づき，食べることを忘れないようにするのだ！　自閉的な人は，このような基本的なセルフケアの必要性に気づかなかったり，覚えていなかったりすることがある．定型発達の人々は有用な手がかりやリマインダーを提供することができる．(ibid.)

　また，ASD 者がもし自分の自由なスペースをもっていれば，そこで法律等で許可された範囲で自分にとって快適な空間を設定できるし，その空間で自由に過ごすことができる．しかし，「自分の空間の自由度が増すと，外部構造が減少」(ibid.) するため，セルフケア能力が低い ASD 者は生活に困窮してしまうという問題もある．いずれにせよ，シンクレアはどちらの空間においても，ある人が「「唯一の」」（"the only one"）自閉的な人であるという状況を指摘している．

　シンクレアによれば，自閉的な空間（Autistic Space）と自閉的な人のための空間（Places for Autistics）はまったく異なっている．単に自閉的な人が多くいるだけでは，自閉的な空間にはなり得ないのである．

　　良くも悪くも，定型発達の人々によって作られ運営されている環境は，

そのなかの大多数の人々が自閉症であったとしても，自閉的な空間ではない．優れた定型発達の教師，セラピスト，ジョブコーチ，ライフスキルトレーナー，またはその他のサービス提供者は，確かに自閉的な人が前向きな経験をし，有用なスキルを学ぶ環境を作ることができる．しかし，そのようなポジティブで有益な環境であっても，定型発達の人々が担当し，NTがルールを作成しているため，「定型発達スペース」の特性は依然として残っている．NTが自閉的な参加者の利益のためにプログラムやサービスを作成し管理している事実そのものが，自閉的な人々は無力であり，私たちの世話を定型発達者に依存しているという認識を伝えている．(ibid.)

シンクレアは「自閉的な共有空間では自閉的な人たちが責任をも」(ibid.)ち，自分たちのニーズやそれを満たす方法を決定することが重要であると主張する．では，そのような自閉的空間をどのように作ることができるか．それは容易ではない．なぜなら，ASD者たちの状態が多様だからである．もしもステレオタイプなASDのイメージ通り，人との交流や刺激を好まない人ばかりであれば，単に刺激を減らすだけで良いので簡単だが，実際はどれくらい人と交流をもちたいか，どれくらいの刺激を求めているかは人それぞれであるとシンクレアは述べる．ゆえに「快適な自閉的な社会的空間を作ることは，定型発達の社会的圧力を取り除き，自閉的な人々が自然にお互いを放っておくことを期待するという単純な問題ではない」(ibid.)のである．

ASD者同士でも求めている交流や刺激の量と質が異なるという前提のために，オンラインでのコミュニケーションが好まれるのは妥当であるとシンクレアはいう．オンラインでのコミュニケーションならば，刺激が制限された安全な自宅で，自分にとって心地よいタイミングで，好ましい話題に対して反応することができるからだ．

それに対して，物理的な集まりに参加することは，たとえそれがどんなに配慮されたものだとしても，移動のストレス，不慣れな環境にいるストレス，他人の言動に何らかの刺激を受けるストレス，「他人のニーズに合わせて自分の行動を修正することを要求される」ストレス，すべての話を聞くことができないストレスなどを避けられないということである．さらに

オートリートのような「コミュニティ」イベントに参加することは（招待される人を自分で選ぶことができる個人的なイベントとは対照的に），自分が知らない人，理解していない人，および／または気に入らない人に遭遇する可能性があることを意味する．(ibid.)

と，ASD 者同士でもいろいろなストレスが避けがたいと断じる．そして，このような負担を負ってでも現実で出会おうとするのは，「それが簡単で問題がないからではなく，それによって得られる利益が困難や不快感に見合うものだからそうする」のであり，

　　自閉的な物理的空間の特徴の多くは，その人の視点に応じて，利益または困難のいずれかとして経験することができる．チャレンジは，自己発見の演習としてアプローチする準備ができていれば，好機となり得る．(ibid.)

と，ASD 者が現実的に出会うことでさらなる自己成長のきっかけを得る可能性を示唆する．自閉的な空間で過ごすことは「帰属意識」が芽生え，「明らかに強力で，しばしば人生を変えるような体験」(ibid.) である一方，失望を経験する可能性があることも指摘する．

　たとえば，定型発達の社会のなかで ASD であることはある種「特別」な存在であることを意味するが，自閉的な空間ではその人は「特別」ではない．そのため，「同じような自閉症の特徴を持ち，同じような（あるいはさらに悪い）問題を抱え，同じような（あるいはそれ以上の）成果を挙げている他の自閉症の人々と出会うことで，不快なほど動揺することがある」(ibid.)．あるいは，自分とまったく異なる特性をもつ ASD 者と過ごすことは，

　　慣れ親しんだ定型発達の環境で感じるよりもさらに疎外感や場違い感を感じることになるかもしれない．そうなると，自分の状態を疑ったり（「この人たちとそんなに違うのなら，やっぱり自閉的な人じゃないかもしれない」），他人の状態を疑ったり（「あなたは私とは違うから，本当の自閉的な人ではないし，自閉的な人を自称する資格はない」），自閉的な人のサブグループを他の人と比べて低く評価したり（「このグループの人たちのように私を不快にさせている自閉的な人たちより，私と同じ自閉的な人

｜　たちの方がましだ」)）することがある．(ibid.)

　自分の所属する少数派のコミュニティを過度に理想化し，あてはまらない人を排除しようとする姿勢は，シンクレアによれば他のマイノリティグループも経験する一種の状態であり「必然的にこの理想化は最終的に失望と幻滅をもたら」(ibid.) すという，ありふれた「失敗」の1つである．

　オートリートもまた「理想郷」ではない可能性を認めつつ，できるかぎり多様な ASD 者の在り方を歓迎するように努めてきたシンクレアは，その意義を次のように示す．

　　　私たちが ANI で目指しているような包括的自閉的空間の真の「魔法」は，すべての自閉的な人が自動的に自分と同じような人を見つけることを期待できるということではない．本当の「魔法」は，ほとんどすべての自閉的な人，つまり他人の境界線を侵すことなく参加できるすべての人が，ありのままの自分で受け入れられることを期待できるということである．(ibid.)

　このような空間を実現可能にしているのは，オートリートではすべての行動を参加者の自発性に任せる方針である．これは定型発達の社会に期待されるように行為しようとしてきた人にとっては行動の指針を失うことであるし，自発的に動き出すことが苦手で定型発達者の手助けに頼っている人にとっては困惑する体験になるかもしれない．「もしある人がオートリートや類似の自閉的の社交場に参加せずにうろついていると，他の人はその人を放っておくだけである可能性が高い」(ibid.) からである．しかし，このような状況を経験した ASD 者たちは，自分の意思決定に時間をかけたり，質問したり，プログラムや案内を見て必要な情報を得る力が自分にあることに気づいたり，ヘルパーを用意しておく必要があることに気づいたりと，自分に合った方法で対処することを学んでいく．活動に参加するかどうかが個人の選択に委ねられている以上，誰とどの程度コミュニケーションをとるかどうかもまた自己選択の問題であることをシンクレアは明記する．

　シンクレアは ASD の人々が日常生活でまったく助けを受けずに「自立して」

行動するか，あるいはもともと能力が低い存在として全面的な介助を受けるかという，「「全か無か」の力学」(ibid.) にさらされていることに対して，参加者がそれぞれ自閉的な性質をもつ自閉的な空間へ参加することは次のような経験をASD者に与えると主張する．

　　公式のサポートスタッフや周囲の障害のない多数派の両方がいない場合，自閉的な空間にいる自閉的な人々は，自分で何かをしようとする機会を得ることができる．ぎこちないかもしれない．非効率かもしれない．最初は失敗して，もう一度やり直さなければならないかもしれない．最終的には諦めて助けを求めるかもしれない．しかし，招待されていない「ヘルパー」がズームインして私たちには能力がないと告げたり，私たちの能力を探求する機会から解放したりすることなく，私たちは挑戦するチャンスがある．その結果，自閉的な人の多くは，自閉的な空間で，自分ができるとは思ってもいなかったことが本当にできることを発見する．自閉的な空間では，常に助けを必要としている（あるいは少なくとも常にそう認識されている）ことに慣れている人が，最終的に仲間に助けを提供できるようになる可能性もある．
　　援助を受けている人にとって，援助が自閉的な仲間からのものか定型発達者からのものかは大きな違いを生む．自閉的な仲間に助けられることで，自閉的な人が強くて有能な立場にあることがわかる．たとえそのとき，自分が特に強く，有能だと感じていなくても，自閉的な人は強く，有能だということを思い知らされる．仲間の援助はまた，あるカテゴリーの人々が常に依存し，別のカテゴリーの人々が常に依存しているのではなく，相互主義と相互支援の可能性を提示する．(ibid.)

　シンクレアはオートリートへの参加を通じて，ASD者に他者と過ごすための「調整」する力に気づかせようとした．
　また，シンクレアは定型発達者が勝手に「助け」にやってくることは「障害者の無力感や依存感を強め，自立して物事を行うことを学ぶ妨げとなる」(ibid.) と考え，自閉的な仲間による支援（autistic peer support）がパワフルな体験となることを確信しつつも，同時に，仲間による「助け」が期待した通りに起き

ないことも理解しておくべきであるといった．ASD 者は仲間の助けてほしいというサインをうまく拾えないかもしれないし，助け方を知らないかもしれないし，それぞれが何か健康的なハンディをもっているために誰かを助けるだけのエネルギーがないかもしれないからだ．助けられることに慣れている人は，自分が無視されているように感じ傷つくかもしれないとシンクレアは警告する．

　ANI やオートリートではより多くの支援を必要とすることは問題にならないが，自分に何か支援が必要な場合，その支援者は「自分で手配することを勧めている」という．つまり，ASD 者が自閉的空間に参加するにあたってさまざまな調整は歓迎されるが，本人には「ニーズを満たすための戦略を練ることの両方に責任をもつことが求められ」，そのプロセスを通じて ASD 者は「「助けを必要としている」経験を，無力感や依存から，尊厳，自律性，仲間との平等へと見直す機会」(ibid.) を得るのである．

　ANI やオートリートなどの真に自閉的な空間が生まれたことで，「自閉的な人々はこれまでになかったような社会的処理を行うようになった．この本物の自閉的な社会的処理の結果として，本物の自閉的な社会的規則が現れ始めた」(ibid.) のである．ANI は「ANI-L と同様に，明確で詳細なルール，論理的な説明，境界への細心の注意，利用可能なオプションから選択する個人の自由を提供することで，自閉的処理に対応し」(ibid.)，ASD 者にとって参加しやすい場所を実現しようとした．

　シンクレアは ASD 者が定型発達社会のルールを守ることがむずかしい理由を，①「規則が何であるかは知っているかもしれないが，それに従う理由は見当たらない」，②「規則を遵守したいとしても，社会的コンプライアンスの要求は，我々の自然な処理方法に反するかもしれない」，③「漠然と記述されていたり，暗示されていたり，暗黙のうちに語られていたりする行動上の期待に気づかない」(ibid.) という 3 つの可能性を分析し，オートリートの 1 日目のオリエンテーションでは参加者はルールについて自由に質問することができ，主催者はできるかぎりそのルールの合理性について説明するというやりとりが行われた．

　これらの細心の注意の下で行われた物理的な集会は，「交流の機会がさらに増え，交流の強度と即時性が増し，参加者の多様性が増」(ibid.) すという効果

をもたらした．オンラインの交流では言語を使える必要があるが，現実的なイベントであれば言語の使用にハンディキャップがある人でもその場に行って参加することができるからである．

オートリートでの取り組みはその他の会議などの場面でも活用され，明文化された自閉的なルールに基づいて構築されたイベントには多くの ASD 者が参加し，「ほとんどが自閉的な人の一体性という素晴らしい経験」や「私たちの処理のニーズを尊重し，ルールを受け入れてくれた定型発達者とのポジティブな現実空間での出会い」(ibid.) に恵まれた．

シンクレアはオートリートという取り組みが ASD 者に与える影響を次のように記述する．

> オートリートの最初の数年間は，ワークショップ以外のグループ活動はほとんど，あるいはまったく計画していなかった．「集団的社会活動」という考え方自体が，社会活動の過去の経験において，強制，拒絶，失敗，その他の不快感を伴った人々にとって，あまりにも脅威的であった．次第に，仲間を受け入れることや，自閉的な空間での活動をオプトアウトする自由が確実になるにつれて，オプトインを検討することはそれほど怖くなくなった．(ibid.)

シンクレアたちは「自閉的な人々が他では得られない社会的体験をすることができる社会環境を作り出す」(ibid.) ことで，定型発達的な社会で活動に失敗したことで感じていた恐怖を和らげ，成長する機会を生み出そうとした．

シンクレア自身もその 1 人である．1996 年のオートリートに参加したとき，シンクレアは管理者のための個室ではなく 6 人部屋を利用した．キャンプの管理者に部屋に泊まる人の名前を読み上げて伝え，シンクレアは個室を使わないのかといわれたとき，

> 思わず「いや，友達と寝てるんだ」と言ってしまった．自分がそんなことを言うのを聞いて，私は驚き，そして仰天した．私は，自分の部屋をもつよりも，友人たちとキャビンを共有したいと思った．私には実際友達もいた——5 人も！——その友達との時間を増やすために個室の贅沢をいい

> 加減に諦めてしまうほど，その友達はとても楽しかった．これは自閉的な
> 社会的空間を経験する前に自分が選択するとは想像もしなかったことだ．
> (ibid.)

と，友人との交流を楽しむ自分を発見して驚き，喜んだのである．自閉的な空
間であればASD者たちは自由に活動し，他者と一緒にいることを楽しめるこ
とをシンクレアは証明して見せた．

3．考察——強く健やかな自閉的在り方を提案すること

3-1. ありのまま自閉的でいる権利と既存の共感・コミュニケーションへの指摘

　シンクレアの特異性はASDを自分の能力を制限するようなものではなく，
完全に自分自身を構成する一要素であるとの見方を確立している点である．そ
して，その個性は何らかの「正しい」や「一般的」な考え方や行動の仕方を前
提とする定型発達者と接するときにASD者とのコンフリクトを引き起こすと
いう考えは，資料上では明記していないものの，完全に障害の社会モデルの考
え方と一致している．ASD者にとって「障害」となるのは既存の共感やコ
ミュニケーションをめぐる規範であり，それが「できない」と嘆く両親のもつ
潜在的な差別意識や，ASD者に与えられる教育や支援が定型発達者に近づけ
ることを目的とした抑圧的なものであることを鋭く指摘したのは，ASD者の
セルフ・アドボカシーを考える上で重要である．グランディンもASD者とし
て適切な教育を受けて才能を発揮することが可能であるとは論じていたが，
ASDの困難の理由を主に体質に求め，社会構造については深く言及していな
かった．シンクレアはまず自分自身が定型発達者との「違い」を理解すること
に努め，そこからASD者に向けられた差別とそれを可能にしている共感やコ
ミュニケーションに関する規範を問い直し，協働を呼びかけた．また，「定型
発達」といった言葉の創造を通じて，異常とされるASD者と正常とされる非
ASD者の力関係を変更しようとした．現在，発達障害を扱う分野では定型発
達という言葉が浸透していることからもシンクレアの挑戦は成功したといえる

だろう.

　障害者や精神障害者のアイデンティティ・ポリティクスについて検討した社会学者のレニー・アンスパッチは,アイデンティティ・ポリティクスは「参加者の自己概念と社会概念を変えようとする社会運動を指すために使用される」(Anspach 1979：765) 用語であり,「障害者や元精神病者の政治活動は,逸脱者をふがいなく（helpless）無力（powerless）であるとみなす一般的な概念に対する攻撃である」(ibid.) という.さまざまな政治活動の目的があるが,障害者や元精神病者の政治活動は「主に地位やライフスタイル,道徳ではなく,アイデンティティや存在に関係して」(ibid.：766) おり,「障害者や元精神病者の政治活動は,アイデンティティ・ポリティクスと呼ぶ政治の一種を例示している.その目標のなかには,自己のイメージや概念を形成し,この自己を注意深い大衆に広めることがある」(ibid.).

　またアンスパッチは「政治活動は,多少問題のあるアイデンティティを管理するための一連の戦略の一つに過ぎない」(ibid.：768) として,ポリオを患った人のアイデンティティに関する研究を参考に,4 つの戦略を整理した.

　まず,自分自身と社会の価値の両方を受け入れようとする「正常化」（Normalization）で,この態度は「個人は正常性の文化的概念にしっかりとコミットし,「理想的な」人についての一般的に考えられている仮定を支持する」(ibid.：769).そして「社会的価値観を受け入れ,自分がそれに見合っていないことを認識しながら,個人は自分の違いに付随するスティグマを最小化し,合理化し,説明し,軽視するために協調して努力する」(ibid.).正常化は一定の利益をもたらす可能性があり,障害者にとって抗いがたい魅力があるが,実際は社会がもつ「正常」との規範と常に緊張関係を続けることになり,「「逸脱を否認する」という駆け引きのなかで,壊れやすく,問題があり,簡単に「スリップ」や混乱を招きやすい相互作用の避けられない」(ibid.) ために,障害者にとってはつらい選択となる.

　他の,自分のことを否定し社会の価値観は受け入れるという「解離」（Disassociation）や,自分のことも社会のことも否定する「後退主義」（Retreatism）は,どちらも障害者にとってよい結果にはつながらない戦略である.

　そして,自分自身を肯定し,社会の価値観を否定する「政治活動」（Political

Activism）は，「自己について好ましい概念を獲得しようとし，しばしば「ノーマル」に対する優越性を主張する」(ibid.：770)．そして，社会的受容という「幻想」ではなく，「制度的平等を要求」(ibid.) する．政治活動の態度は，社会へ挑戦するための緊張は生じるが，「正常化」の態度とは異なり自分自身との不協和音は生じにくい．

アンスパッチは，障害者が戦略を選ぶ際の要因はさまざまに考えられると前置きしてから，

> 第一に，障害の性質，障害の「重篤性と制限性」，および障害に対する一般的な社会的概念との関係は，間違いなく戦略の採用に何らかの影響を与える．たとえば，極度に制限的な障害は，他者との関係を制限し，「正常な」活動への参加を阻害し，したがって正常化の機会を縮小する可能性がある．(ibid.)

と，

> 同様に重要なのは，個人が組み込まれている関係の性質である相互作用要因である．「正常者」（normals）の社会的ネットワークにうまく組み込まれており，コミュニティの資源や支援を利用できる障害者は，おそらく正常化しやすい．その一方で，他の障害者と密接な関係にある人は，政治運動の流れに巻き込まれる可能性がある．個人に対する重要な他者の反応，つまり教師，友人，家族，仕事仲間の反応は，あからさまな手掛かりからも非言語的な手がかりからも収集され，個人の自己概念に痕跡を残す．一定期間の排他的な反応は，個人が自己や社会的価値観を何らかの形で否定することを促す一方，重要な他者の反応を「受け入れる」ことは正常化を招く可能性が高い．(ibid.)

と，2つの要素を挙げた．

グランディンとシンクレアの違いとして，アンスパッチの分類によれば典型的な「正常化」と「政治活動」の態度をもっていることが挙げられる．グランディンは人生を通じて母親および周囲の人から手厚いバックアップを受けており，定型発達者とよい関係をもっていた．また，社会において自分の能力を発

揮し，経済的自立を果たすこともできた．そのため，ドラスティックに社会規範や構造を問う必要はなく，自分を調節することで才能を発揮することができたとも考えられる．対してシンクレアは家族との関係が悪く，虐待や貧困を経験するなど，社会から十分な保護を受けることができなかった．この経験が社会構造やその構造から生み出される抑圧へ気づかせたともいえるだろう．シンクレアたちが定型発達者である親たちが運営する組織から離れて自分たちのつながりや交流する空間を求めたのも，もともとは「親」たちから否定的・抑圧的なメッセージを送られ続けたからである．そして，ANI の主張や活動が親から非難を受けたのも，シンクレアたちが，定型発達者たちが抱く誤った期待や「自閉症」のイメージを的確に揺さぶったからであろう．

　シンクレアの ASD 論で留意すべきなのは，シンクレアは ASD 者としての健全性を追求するあまり，感覚処理の混乱による苦痛や生じる生活上の困難，多くの ASD 者が経験する不安感や強迫性といった側面については，ASD のコアな特徴ではないと，ある意味で切り離している点である．社会が適切な待遇を行えば ASD 者が精神疾患等の不調に陥る確率が減り，ASD 者として「健康的に」活動するという状態は想像し得る一方，グランディンは特に不遇を受けたわけでもないが生まれつきの不安感や緊張感に悩まされていた（そして薬によってそれが大幅に緩和した）ことを報告しており，そういった一面を ASD のものではないとして切り離してよいかについては議論の余地がある．

3-2. ASD 者らしいコミュニケーションと自閉的な社会的空間の創造

　シンクレアの功績として，「社会性の障害」があり団体行動などができないと考えられている ASD 者たちの組織・集団行動を実現したことがある．シンクレアは実際には仲間と関わりたがっている ASD 者のニーズを発掘し，徹底的なルール化によってウェブ上でも現実社会でも ASD 者にとって快適に過ごせる構造化を行った．ルールを明示することで，ASD 者の快適な交流の保障はもちろん，ANI の理念に賛同する定型発達者とも共存することが可能になった．特に，一時期は関係が悪化した ASD 者と定型発達者の協力関係を ASD 者のイニシアティブを守りながらも達成したことは，シンクレアの思想が決して単なる分離主義ではないことを示しているといえる．何よりも，ANI

が組織されたことで，ASD 者は他者との交流に興味をもっておらず，社会的な行動もできないというのは偏見に過ぎないことを証明した．

そして，その空間に参加することで，今まで定型発達者が用意した空間では「弱者」としてしか自分を見ることができなかった ASD 者たちが，自分で努力をしたり仲間を助けたりするなど，決して無力で依存的なだけではないという新しい一面を見つける機会を提供することになり，ASD 者のエンパワメントへつながるものである．シンクレアが目指していたのはまさに ASD 者のセルフ・アドボカシーであったといえる．

しかし，決して ANI はすべての人にとって快適な空間ではない．何よりも，本人の自主性にすべてを任せるために，本人の自己決定能力が問われる場であることは間違いない．シンクレアの理想が必要なところで他者の手を借りながらも，基本的に自立・自律した ASD 者であることは，助けられることに慣れた人にとっては苛酷に感じられることもあるかもしれない．しかし，自分自身を知るためにも，ASD 者が自分らしくふるまい，挑戦し，失敗し，うまくやる経験が必要だとシンクレアは言っているのだ．

小括

本章では世界で初めて ASD 者による自助組織を立ち上げたシンクレアの著作物を分析した．シンクレアは，自閉症者として語りの原型を提供したグランディンには見られない，ASD 者としての強みの提示と，社会に対するはっきりとした異議申し立ての意識をもっていたことが明らかになった．ただし，本章は単にグランディンの主張が ASD 者の弱みを認めるものであり，シンクレアの主張がより進歩的で好ましいという見方はせず，自分自身の状態をどのように解釈し対応するかという戦略の違いとして考えたい．その上で，シンクレアの登場は，定型発達的な社会に挑戦する ASD 者像を提示して ASD 者を力づける，ASD についての語りの幅を広げるものであると主張する．

第　6　章

神経多様性とは何か

神経多様性は自閉的であることを題材に，新しい人
間の在り方を切り開こうとする意欲的な試みなので
ある

「普通」の脳は存在しない —— 神経多様性の展望と課題

　本章では，神経多様性の提唱とその後の展開について考察を行う．神経多様性とは，1990年代後半にアメリカ人のライターであるハーベイ・ブルーメとオーストラリアの社会学者であるジュディ・シンガーによって発信された言葉で[†1]，「新しい言葉であるため，その定義はまだ確定していない」（Armstrong 2011：7）といわれるものの，「人が自分の周りの世界をさまざまな方法で経験し，相互作用しているという考え方」であり「考え方，学び方，ふるまい方に「正しい」ものはなく，違いは欠陥（deficits）とは見なされない」（Baumer and Frueh 2021）や「2つとしてまったく同じ脳が存在」せず「どんな人にも得意なことや助けが必要なことがあり，「普通の」脳というものは存在しない」（ASAN 2023）という，個々人の認知機能の差異を逸脱ではなく肯定的に捉えようとする思想である．特にこの思想を核として展開される社会運動は神経多様性運動と呼ばれる．

　神経多様性の成立までの経緯等に関しては既に豊富な先行研究がある．まず，神経多様性という言葉を最も周知したのはアメリカの科学ジャーナリスト，シルバーマンが出版した『自閉症の世界 —— 多様性に満ちた内面の真実』（原題 "NeuroTribes: The legacy of autism and how to think smarter about people who think differently"）がある．シルバーマンは取材に基づいて初期のカナーによる自閉症研究から近年の ASD の診断の登場とそれに伴って発生した社会運動までの歴史的展開を詳細に書き

---

†1　近年，シンガーが神経多様性の発案者であるという見方については批判が出ている．InLv の管理人であったデッカーはメーリングリストのアーカイブから，記録にある限り1996年の10月には InLv のメンバーが「人々の神経学的多様性」（"the neurological diversity of people"）の表現を用いていることを明らかにしている．デッカーは「このアイディアと neuro（logical）diversity という用語は，どちらも1990年代の「自閉症といとこたち」（当時は ANI-L と InLv で構成されていた）のオンラインコミュニティに由来している．神経多様性運動は，神経多様性をもつ人々としての集団生活の経験から生まれた．誰もこれらの唯一の創始者ではない」と主張している（Dekker 2023）．シンガーとブルーメは，メーリングリストで自閉的な人々の様子を観察して得たアイディアを自閉症コミュニティの外へ発信した人物であるといえる．特に Singer の貢献は「InLv の議論を，影響力のある社会学の論文と本の章に変え，許可を得た多くのグループメンバーを引用し，正当性を与えるために必要な学術用語を加えた」（Dekker 2023）にあるといえるだろう．本研究では，Singer を学術的な用語としての神経多様性の提唱者であり，神経多様性のアイディアは多くの ASD 者たちの相互交流のなかで表れたものと理解する．

出し，神経多様性を「自閉的行動の最も的確な理解者は彼らの両親でも医者でもなく，自閉症の人々自身であるという発想」であり，彼らの困難が「協力的なコミュニティで生活すると良くなるという知見は，自閉症者の家族が過去から継承してきた知恵のようなものである」(Silberman 2017：15) と賛辞を贈っている．

　神経多様性の提唱からしばらく経過したこともあり，この概念の限界についても論じられるようになってきている．最も広範な視点から神経多様性の特徴と課題を指摘したのはフランシスコ・オルテガであろう．オルテガは2009年に執筆した「脳的主体と神経多様性の挑戦」"The Cerebral Subject and the Challenge of Neurodiversity" で，「神経科学の理論，実践，技術，治療法は，私たちが自分自身について考える方法や他者との関わり方に影響を与えており」神経多様性が「信念，欲求，行動，感情が，完全に脳的な，むしろ神経化学的な用語で扱われ」るなど「人間に対する脳中心のアプローチ」を採用する「脳としての主体」(Ortega 2009：426) を前提としたものであると論じた．そして神経多様性言説において「神経学は構築された違いを正当化し，自然化するために使用され」(ibid.：429)，神経多様性は「神経科学的な用語や比喩」(ibid.：427) を活用することで ASD を肯定的な属性として描写し「治癒」を退けようとする．しかし，オルテガによれば「自閉症全体の中で，神経多様性運動は少数派であ」り，「自閉症の連続体のすべての形態を「高機能」の下に包摂し，自閉症はライフスタイルであると喜んで考えるのは偽善的」(ibid.) な主張であるし，特に自閉症を治療すべき「疾患」と考えている人たちにとっては到底受け入れられないものであることから，神経多様性を支持する人々と反対する人々の間には大きなギャップが存在している．また，オルテガは「多くの神経科学は，正常および病的な精神状態の原因となる回路の脳構造を特定することを目的としている」ことから，神経多様性もまた「脳に基づく自閉症のアイデンティティの存在を支持するために，神経多様性の脳を均質化し，その違いを最小限に抑える傾向」(ibid.：441) をもっているために，結果的には「多様性」から遠退く可能性があることも指摘している．つまり，自分を「脳としての主体」として見ることは，アイデンティティを確立し課されていると感じるスティグマを消し去ることに役立つ一方，「人とは何かという概念」をむしろ狭めてしまうジレンマを抱えているのが，オルテガが観測した神経多様性である (ibid.).

オルテガから刺激を受けつつ神経多様性を新自由主義社会との関係から考察した障害学者のキャサリン・ランズウィック・コールもまた，ASD 者と定型発達者の差異を前提として展開される神経多様性は，新自由主義の社会で厳しい局面に立たされると主張している (Runswick-Cole 2014)．ランズウィック・コールによれば，新自由主義を前提とした政府は「自己統治する個人が国家のニーズに適合した責任ある市民となるよう促すこと」目的としており，そのような社会が「責任あるコンプライアンス市民──「私たち」──と，新自由主義の理想型に沿えない人たち──「彼ら」──を識別することによって維持される」(ibid.: 1118) ことから，「私たち」の仲間に加わるには「貢献する有能で積極的な市民」になるか，それができないようであれば「従順な」市民にならなくてはならず，そうでない「「彼ら」は，「積極的」または「従順な市民」になることができない，またはならないことを選択した人々」(ibid.: 1124-5) と見なされる．神経多様性が「差異」（ASD 者たちは生まれながらに神経的差異をもっていること）と「同質性」（ASD の性質が他の属性と同じように尊重されるべきであること）を同時に主張する戦略は，例外的であるとして認められてきた「利益を受け続けることができるかどうかという問題を混乱させ」(ibid.: 1125)，ともすると特定の ASD 者の人々が必要とする社会的配分を失わせかねないのである．また，クィアがそうであるように，「自閉症と神経多様性は，強力でよく知られたブランド・アイデンティティをもつ製品」として商品化されることからも逃れられていない (ibid.: 1126)．ランズウィック・コールによれば，神経多様性が ASD 者と定型発達者という二元論的枠組みを前提とした運動である以上，他の社会運動と比した場合にも特別の新規性がないアプローチであると言わざるを得ないのである．

　社会学者の美馬達哉 (2013) は，他の先行研究が論じた状況を「「個性」という言葉が近代主義的な意味での個人とその独立した（independent）自立性を規範とした概念である点，すなわち近代での限界が姿を現している」(美馬 2013: 94) と評した．その上で，美馬はエヴァ・フェダー・キティの研究を援用し，人間が誰しも「依存」することを避けられないが，その「依存─ケア関係は相互的でも対等でもない」形で展開される現実が見落とされていることを指摘する．つまり，神経多様性の「多様な人々がサイト相互依存を認め合いつつ歩み

寄って平等な個人として社会参加する」というイメージもまた「美しい空想」に過ぎず，「多様であるがゆえに相互的ではあり得ない脳多様性の現実と共通点をもたない」(ibid.: 95) ものである．そして，「個人主義とは手を切った脱構築的な脳多様性を構想する」には，「社会運動としての脳多様性を担っている集合的主体性に懸かっており，個別的で具体的な社会的実践の過程のなかにおいてのみ答えられるだろう」(ibid.: 96) と結ぶ．

社会学者のジニー・ラッセル (2020) は神経多様性に寄せられる主要な批判を概観し，①神経多様性を支持する人々は ASD 者の一部に過ぎず，代表性がないこと．②神経多様性は「脳の差異」を前提とした還元主義的な主張を行っており，「行動に対する個人の責任を脳に帰することにそらす可能性がある」こと．③ブラック・フェミニストとして知られるオードリー・ロードが主張した「主人の道具で，主人の家を解体することは，決してできない」(The master's tools will never dismantle master's house) という言葉に表されるように，神経多様性もまた既存の基盤を破壊するには至らない言説であることの 3 点であると整理している (Russell 2020: 288)．ラッセルは執筆に際してこれらの批判に関する現状へも言及しているが，①については，「誰が ND（Neurodiversity の略）の分類（class）に「入っている」のか，誰が「出ている」のかという境界が，現在のところ不透明で，明確に定義されていない」(ibid.: 293) 状態であり，「自閉症／神経発散性コミュニティの主な動員方法は，コンピューター上で互いに接触できない人々を不注意に除外している」ことは否定しがたく，言語的な困難等があり他の ASD 者との相互交流が困難な人でもアクセスしやすいイベントの考案や，どこまで「代弁」することが許されるのかといった議論の紹介にとどまっている (ibid.: 295-6)．②の還元主義を取ることのデメリットは「行動が形作られる複雑さを強調しないこと」(ibid.: 297) であり，実際の「現実」を適切に反映しているとは言い難い側面をもちながらも，「たとえば，自閉症児の親にとって，自閉症の遺伝化（geneticization）は，何千人もの母親が罪悪感から逃れ，「冷蔵庫のマザー」理論が引き起こした非難から逃れることを意味している．神経多様性活動家にとって，ニューロモデルは宿泊施設，サービス，権利を確保し，政治的な認知を得るための強力な手段となり得る」(ibid.) と，基本的には擁護し得るものだと考えているようである．そして③の「主人の道具

で主人の家を解体することは決してできない」という批判に対しては，神経多様性の目標は「革命ではなく改革を得るため」であり，たとえば，DSM-5の編纂に積極的に協力したASANの活動を例に挙げて「自閉症コミュニティの最善の利益を代表するために，科学的引用を使って政治的主張を伝えることを選んだ」(ibid.：298) のであると，運動の実利的な面を強調して反論する．

　このように，少し俯瞰しただけでも，神経多様性には応答すべき課題が山積している．本章の目的は提唱者であるブルーメとシンガーの著作物を分析し，神経多様性がどのような理念として構想されたかを明らかにすることで，神経多様性論の可能性を再検討することである．

1．ブルーメの神経多様性論
──理想的な媒体・比喩としてのインターネットで交流する人々

　まず，アメリカ人のライターであるブルーメが論じた神経多様性を分析する．シンガーによれば，ブルーメは「「自閉症スペクトラム」の芸術的・文学的表現に特に興味をもって」(Singer 2016：18) おり，1996年にASD者であるマルティン・デッカーが立ち上げたIndependent living on the autistic spectrum（以下InLv）に所属していた．InLvは「自閉症または関連する状態（アスペルガー症候群を含むがこれに限定されない）をもつ人々のためのオンラインサポートグループ」であり，話題ごとに分けられたメーリングリストを使用し，ASD者たちが「集まり，友達を作り，お互いをサポートし，私たちの状態での自立生活に関連する実際の経験とヒントを共有」することを目的としていた(Dekker 2010)．InLvは基本的に「自閉症スペクトラムの人々（公式または自己診断済み）に開放され」たグループだが，「このグループは，研究対象や単なる情報源ではなく，個人や友人としての私たちに興味をもっているという条件で，自閉症の人々の家族や友人にも開かれてい」た (ibid.)．非ASD者であるブルーメはシンガーが知る限りは「どちらかというとオブザーバー的な存在」(Singer 2016：19) としてInLvのメーリングリストに参加していたようである．

　そして，ブルーメはInLvでの観察をもとに，1997年6月30日のNew York

Times に「対面から解放された自閉症者たちは，サイバースペースでコミュニケーションをとっている」"Autistics, freed from face-to-face encounters, are communicating in cyberspace." というタイトルで記事を寄稿した．ブルーメは冒頭で次のように書く．

> 今日の自閉症者の一般的なイメージは，おそらくいまだに，痙攣を起こしやすく，触られるのを嫌う，揺れ動く子ども，または，映画「レインマン」でダスティン・ホフマンが演じたキャラクターのような大人で，頭の中で瞬時に大きな数を掛けることはでるが，他の人とつながったり，自分のことを考えたりすることはできない人のイメージだ．
>
> しかし，インターネットで自閉症について調べてみると，自閉症のまったく別の側面をすぐに発見する．サイバー空間では，自閉的な人々の多くが，この症候群によって思い留まると思われること，つまりコミュニケーションをとっている．(Blume 1997)

ブルーメは InLv の扱うトピックには「仕事，趣味，「セクシュアリティと人と違うこと」」があり，なかでも「コミュニティでいうところの「定型発達者」とどのように関係するか」が特に頻繁に議題にされていることに触れ，「彼らは溶け込みたい，通り抜けたいと思っており，そのために先住民のやり方を熱心に研究して」いると報告した (ibid.)．

ブルーメは ASD 者がしばしば対面のコミュニケーションを負担に感じていることを，InLv のメーリングリストで ASD 者が困難を感じるアイコンタクトが話題になったことを例に，「経験則として，定型発達者が直観的に行うことは，自閉症は多大な努力によってのみ達成できるといえる．また，その逆も同様だ」(ibid.) と，何らかの理由で ASD 者が劣っているから特定の行為ができないのではなく，単に「自然」にできることが違うだけだと主張する．そして，インターネットの普及はろう者にとっての手話の使用に近く，「自閉症者間のコミュニケーションを妨げる感覚の過負荷を取り除くことにより，インターネットは交換のための広大な新しい機会を開」(ibid.) いたこと，そのような状況も踏まえて「定型発達は多くの神経学的構成の1つに過ぎないということだ．——確かに支配的なものだが，必ずしも最高ではない」(ibid.) と断言するのである．

さらにブルーメによれば，インターネットは ASD 者たちの交流を促進する

第6章 神経多様性とは何か　169

理想的な道具なだけでなく，比喩としても優れている．著名な ASD 者である
グランディンにインタビューした際に「ハードウェア設計者がマイクロプロ
セッサの回路を精査するのと同じように，彼女は自分の心の構造を研究してい
る」と感じたことや，「26歳のコンピューター専門家が Independent Living に，
10代の頃にオーガズムを「高帯域幅回線を介したバーストモードのファイル転
送」として概念化したと伝え」(ibid.) たことを挙げ，ASD 者の自己理解におい
てコンピューターの比喩を用いることが有用であることを示した．特に ASD
者にとって「配線の比喩は，サイバネティックスだけでなく神経学からも出現
した」ことも重要である．

> プロザックやその他のニューロンをいじる薬の人気によって名声がもた
> らされた神経学は，精神よりも回路を強調し，子ども時代のトラウマより
> も精神的なハードウェアを強調している．自閉症のような一部の人にとっ
> ては，この新しい強調は安心である．(ibid.)

と，さまざまな面でインターネットは ASD 者の理想的な道具であり，扱いや
すい比喩であることをブルーメは一般紙で発表した．ブルーメは ASD 者たち
が「神経学的多元主義（neurological pluralism）を強調する新しい社会協定」を
求めており，そのような社会では ASD 者の行動特性を何らかの心理的要因で
説明しようとすれば「「それは配線だ，ばかめ」」(ibid.) と返されるだろうと結
んだ．

ブルーメは1997年の段階では神経学的多元主義の表現を用いているが，非
ASD 者として神経多様性の視点から ASD 者の在りようを論じた重要な人物で
ある．さらにブルーメは1998年 9 月に「ニューロダイバーシティ――オタク趣
味の神経学的背景について」 "Neurodiversity: On the neurological underpinnings of geekdom." とい
う記事を Atlantic 誌に寄稿した．ブルーメは「情報化時代にはオタクが台頭し，
インターネットはそのメディアであり，出会いの場でもある」と述べ，このよ
うな「オタク」の社会進出に関連して Institute for the Study of the Neurologi-
cally Typical（定型発達者研究のための研究所，以下 ISNT）というサイトを紹
介する．

ISNT は，41歳のときに自閉症のスペクトラムのどこかにいると自覚したム

スキーによって，1998年に作成されたウェブサイトである．そこでは定型発達者を定型発達症候群（Neurotypical syndrome）と呼び，「神経型症候群は，社会的懸念への没頭，優位性の妄想，および適合性への執着を特徴とする神経生物学的障害である」(muskie 1998) とシニカルなユーモアをもって記述する．ISNTは「自閉症の激怒の表現」であり，ムスキーがISNTを設立した理由は，自分自身がASD者であると自覚しさまざまな文献を手に取ったが「ほとんどが"experts"や"professionals"によって書かれたものであり，傲慢で，侮辱的で，明らかに間違っていた」(ibid.) という経験に基づいている．たとえば，「専門家」はムスキーの感情が「平坦（flat）」だというが，ムスキーは自分の感情を，自信をもって「違いはあるが，確かに「平坦」ではない」と感じている．しかし，そんな自分の状態を「神経典型的な知覚は正しく，私の脳は遺伝的な間違いであるという観点から，ある"expert"によって書かれた新しい論文」(ibid.) にされてしまうかもしれないと，ASD者に対する扱いに腹を立てていた．そこで，ASD者と定型発達者の立場を入れ替えたパロディのサイトを設立したというわけである．このサイトには機械にうまく「適応」できない定型発達者を哀れむコメントが寄せられてさえいる．

　ブルーメはこの見方に共感し，「最近まで，定型発達者は自分たちの配線形態が人間の脳の標準であると信じる特権を持っていた」が「定型発達は1種類の脳の配線に過ぎず，ハイテクを扱うとなると，かなり劣った配線になる」(ibid.) と既に定型発達者の特権性に見切りをつけ，次のように問う．

　　最近の認知科学の研究では，人間の脳は既知の宇宙で最も複雑な2.5ポンドの物質であるというのが一般的な前提となっている．脳のなかでこれだけ多くのことが起こっているのだから，時折バグが生じるのは仕方がない，だから自閉症やその他の神経学的標準からの逸脱が起こるのだ，と．ISNTは，もうひとつの見方を提案する．神経の多様性は，生物多様性と同じように，人類にとって極めて重要である．ある時点で，どのような配線が最適であるかを誰が判断できるだろうか？ (ibid.)

　ブルーメは観察に基づいて，特定の条件下で生き生きとコミュニケーションするASD者の存在やASD者の強みについて記述し，それまでの「自閉症」の

ステレオタイプの書き換えに貢献したのである.

　ブルーメが描写した神経多様性のありようは今日流通するイメージと相違ない. では, ブルーメの「共同研究者」であり, 神経多様性の提唱者の1人でもあるシンガーも同様の主張をしているのかといえば, シンガーの言説は自分自身が ASD であるという属性ゆえにブルーメとも異なる質を備えている.

2．シンガーの神経多様性論

　ブルーメの記事を読み「自分と同じ道を歩む人を見つけた」(Singer 2016：18) と感じたのがオーストラリアに住む女性の社会学者であり ASD 者でもあるシンガーである. シンガーもまた InLv に入会し, ブルーメと個人的に交流を持つようになった. シンガーが神経多様性という表現を初めて用いた論文「『どうして人生で一度でも普通でいられないの？』──『名もなき問題』から新たな違いのカテゴリーの出現へ」"'Why can't you be normal for once in your life?': From a 'problem with no name' to the emergence of a new category of difference" が収録された書籍が刊行されたのは 1999年だが, シンガーによると「ハーベイと私は同時期に執筆していた. ハーベイが最初に公開されたのは, メディアは投稿から公開までの時間が短いためだ. 私は本に掲載されたが, それにははるかに時間がかか」(ibid.：19) ったという事情があり, 「現在では, 一般的に私がこの言葉を作ったとされ, ハーベイが最初に印刷された」(ibid.：17) という評価に落ち着いていると述べている. シンガーの最初の論文でもブルーメの功績に触れていることからも, 神経多様性の構想がシンガーとブルーメの交流のなかで洗練されたことが理解できる.

　特に, シンガーがブルーメとのやりとりで付け加えたのは「障害者の政治と活動に関する理論的な側面」(ibid.：18) である. シンガーは「もともと政治や社会活動, 社会学・人類学に傾倒しており」, 障害学へ関心をもつと共に, 神経多様性の理念が「フェミニスト革命のような強力な神経多様性革命」(ibid.：20) へつながることを期待していた. 本節では, シンガーが提唱した神経多様性論が, これまでの ASD 者の言説に何を加えたかを検討する. 神経多様性は今日

多様性を称揚する言説として知られているが，シンガーが発表した著作物を丁寧に読み解くと，単なる差異の肯定に留まらないラディカルな主張が含まれているためである．

2-1. 神経多様性の提唱

　シンガーは1998年に「変わり者が中に入る，自閉症スペクトラム上の人々の間で生まれるコミュニティ——神経学的多様性に基づく新たな社会運動の個人的探求」"Odd People In, The Birth of Community Amongst People on the "Autistic Spectrum": A personal exploration of a New Social Movement based on Neurological Diversity" というタイトルの博士論文を執筆した．この博士論文は，InLv のメーリングリストを通じた ASD 者たちの交流の観察と，シンガーの個人的経験を材料に社会学や運動論の視座から ASD をとり巻く状況を論考したものである．

　この論文で「「ネイチャー—ナーチャー」の振り子が「ネイチャー」に向かって揺れ」，「心理療法が果たすことのできない将来への幻滅感が高まるなか」で，「民族，階級，ジェンダー，障害というおなじみのラインだけでなく，何か新しいもの，つまり「認知の種類」(differences in "kinds of minds") の違いによって，私たちが自分自身を分け始めている兆候」(Singer 1998 : 7) が見られると論じる．そして「どこにもなじまなかった人々，一般的にはみ出し者，「変わり者」，「奇人」，「オタク」，「一匹狼」，典型的な「変わり者」と見られてきた人々」(ibid.) たちが結集し，自分たちに行われてきた抑圧を認識し，立ち向かおうと議論を展開している．

　この運動が目指すものは「定型発達者と自閉症者（autistics）が互いの違い，才能，障害を尊重して相互に交流できる社会」であり「そこでは，ほとんど異なる存在論的言語，異なるボディランゲージと表現の世界の間で通信プロトコルが考案され」(Singer 1998 : 9) た世界である．この新しい社会運動が発生するという現象に対し，シンガーは「自閉症スペクトラムの3世代の女性の真ん中という立場」から，「内向的定型発達者か外向的自閉症（extroverted autistic）のどちらかになるだけの形質を自分のなかに認識し」(ibid.) た状態で取り組むことを，博士論文の冒頭で宣言している．

　シンガーは「「自閉症スペクトラム」は新しい考え方を必要とする新しい障

害のカテゴリーであるため，適切な言語が完全に結晶化していないという困難に悩まされてきた」(ibid.：11) と書き，自説を論じるにあたって，まず名称や単語の問題を掲げる．シンガーは自身の論文内で autism ではなく autistic との表現を用いるが，その理由を次のように説明する．

> 私は高機能自閉症やアスペルガー症候群と呼ばれる人々，つまり正常から高い「知能」を持つ人々（それ自体が現在，ますます論争の的になっている言葉である）のみを指しているということである．"autistic"という総称を使うことにしたのは，読みやすくするためだけでなく，これはHFA が自分自身を表すのに好んで使う用語だからだ．(ibid.)

また，autistic という単語の頭を大文字にすることについても，以下の理由から慎重に検討していることを明かしている．

> "autistic"という言葉を大文字にするかどうか決めかねている．Autistics は，Deaf が自分たちのことを理解しているという意味で，準少数民族としての自覚をまだ持っていない．しかし，small-a を使うことは，彼らの萌芽的な動きをそれにふさわしい重さで否定しているように見える．このように，私は特定の状況で私の選択から現れる無意識の意味を観察しながら，大文字化を特異的に使用することを自分に許した．(ibid.)

つまり，「新しく」これから生まれようとしているカテゴリーとそれに属する人々を適切に論じるために，シンガーが細心の注意を払っていることがうかがえる．さらに，シンガーが議論の対象にしようとしている人々の名称さえ「アスペルガー症候群（AS），高機能自閉症（HFA），自閉症スペクトラム障害（ASD），ハイパーレクシア，クリプト感受性症候群，顔面失明，さらにはPDD-NOS」のように多様であることを示し，そのような状況のなかで「自分の状態をアスペルガー症候群と名づけ，自分自身を Autistics，AC（Autistics and Cousins），そして時に快適に "Aspies" と名づけることを好む」(ibid.：12) と述べた．そして，このような人々たちにとって自閉症スペクトラムという概念は，次のような意義をもつとシンガーは主張する．

自閉症（Autism）は世間一般の心の中では，ロッキング，感情的な断絶，知的障害のある子どもたち，そしてサヴァンのような「レインマン」のイメージと結びついているが，知的障害ではなく，知的にも傑出している可能性のある様々な人々は，「正常性」と古典的自閉症の間の連続体の「どこか」にいると認識している．これらの人々を団結させるのは，社会的コミュニケーションの障害であり，そのために彼らは変で，奇妙で，不適切で，「その他」に見える．自閉症スペクトラムの出現は，このような人々を人格が劣っている，性格が悪い，さらには道徳的欠陥があると見られているという恥辱から救うものであり，彼らの異常な行動を神経学的な違いや障害として捉え直す．(ibid.：12)

　その後シンガーは DSM に記載された ASD の定義や著名な ASD 研究者であるトニー・アトウッドによってまとめられた ASD の特徴リストを示したあと，常同行動と社会性の障害という 2 つの特徴によって定義されることは，ASD 者たちにとっては「本末転倒」であり，ASD 者たちがこのような状態を示すのは「自閉症は何よりも感覚刺激に対する過敏性が特徴であり，それは圧倒的な感覚の世界からの離脱を必要」とするためである．さらに，「自閉症者は特に，自分には「心の理論」がないという仮説に憤慨している．彼らは，彼らに欠けているのは定型発達精神の理論であり，定型発達者がアスペルガー精神の理論を欠いているのと変わらないと主張している」(ibid.：13) と，ASD 者による反論を紹介する．

　シンガーによれば，このように自閉症スペクトラムが登場した「ポストモダンの時代には，あまりにも強固な信念が空気に溶け込んでしまうのと同じように，「多かれ少なかれ，情報を見たり，感じたり，触れたり，聞いたり，嗅いだり，整理したりするのは，（目に見える形で障害されていない限り）ほぼ同じ方法である」という，ごく当たり前の思い込みさえも解体されつつある」(ibid.：14) し，「私にとっての「自閉症スペクトラム」の意義は，「神経多様性の政治」の呼びかけと期待にある．「神経学的に異なる」は，階級／ジェンダー／人種というおなじみの政治的カテゴリーに新たに加わったものであり，障害の社会モデルの洞察を強化するもの」(ibid.：13) である．

シンガーの構想する神経多様性運動は，いわゆる障害の社会モデルから大きく影響を受けている．

障害の社会モデルとは障害学分野から提起された理論で，ある特徴を，機能的不具合（Impairment）と社会的障壁によって引き起こされる不利益（Disability）を分けて考え，特定の機能的不具合が直ちに「障害」になるのではなく，社会を含めた環境的な不備によって「障害」が生まれるという考え方である．

シンガーは特に有名な障害学研究者であるマイケル・オリバーらの研究を引用し「明らかに，障害（impairment）と社会における個人の地位との間には，生来の「自然な」関係はない」（ibid.：16）ことに加え，「「障害」（"disability"）が多くの社会的・社会的プロセスの結晶であるように，「正常性」（"normalcy"）も同様である」（ibid.：18）と述べる．シンガーのまとめによれば，特に19世紀のフランスで統計学の発展と共に「平均的人間」の考え方が生まれ，それが「道徳的平均」概念へと拡張し，今日の「異常」の根拠となる規範概念へと発展していくのである．さらに20世紀には優生学の思想によって障害者を始めとするさまざまに「劣っている」と考えられた人々に対するジェノサイドが行われた．

このような歴史を踏まえシンガーは「障害者権利の理論家が，明らかに抑圧的な生物学的決定論を，願わくば解放的な社会構築主義に置き換えたいという共通の願望を持っていることは驚くべきことではない」（ibid.：19）と理解を示している。しかし，その反動から，特に学問的リベラリストとフェミニストの人々を中心に，生物学への誤解に基づいて人間の普遍性への言及を批判する極端な反生物学主義が展開されていることについて，新創造論（New Creationism）として批判したエレンライヒとマッキントッシュ（1997）の研究を引用し，現在の構築主義において「生きた身体の限界や否定的な経験に対する譲歩，あるいは医学の利益に対する認識は，ほとんど見えなくなるほど最小限に抑えられている」（ibid.：19）と苦言を呈するのである．シンガーによれば，エレンライヒとマッキントッシュの問題意識は「私を苛立たせ始めていた問題そのものを取り上げている」（ibid.）．エレンライヒとマッキントッシュは構築主義者たちが生来の認知傾向を重視しないことで，かえって人種差別や性差別という抑圧がどのように精神的な普遍性に基づいて重みをもつのかという「不快な質問」を避けていると指摘したように（Ehrenreich & Janet McIntosh 1997），シンガーもまた同様

の懸念を表明する.

> 障害によって異なる人々に対する偏見や汚名を着せることについても,
> 私は同じ議論をするだろう.烙印を押される傾向が適応的価値をもち,
> 「包括的」であることに対抗する利他的傾向と同じくらい,人間の生物に
> 「組み込まれて」いるとしたらどうだろうか.では,どのように進めてい
> くのか.「能力主義」に対する効果的な救済策を考え出すためには,この
> 問題を問うことが極めて重要に思われる.(op. cit : 20)

シンガーはオリバーが反医療の言説を繰り返し主張して来たことに触れ,
「彼の議論がいかに合理的であっても,議論の不均等な重みにはメッセージが
ある」(ibid.)と指摘する.そして,障害の社会モデルもまた本質主義対構築主
義という二元論に制約されるのに対し,シンガーによれば「自閉症のアイデン
ティティ形成のプロセスに関する私の分析は,これらの正反対の実体がすでに
新しい合成に変化していることを示唆している」(ibid. : 21).

> 自閉的自己認識（Autistic self-awareness）は,社会構成主義の考えがす
> でに主流に浸透している時代に現れた.その結果,自閉症者はこれらのア
> イディアのために声高に戦うことを強制されておらず,与えられたものと
> して受け止め,さらに進み,生物科学の発展に興味をもち,刺激を受ける
> 自信をもっている.私は,自閉症者が,社会構築主義も生物学的決定論も
> それ自体では十分ではないが,両方の世界の中から最良のものを選び出し
> て新しい合成を行うことを好むと主張する.(ibid.)

つまり,シンガーにとって ASD は,「障害」が社会的障壁であるという理解
と,ある種の脆弱性となり得る生物学的特徴の混合物なのである.ゆえに,シ
ンガーは障害の社会モデルで ASD を語ることに満足しない.そして,これら
の相反する主張を総合するために「障害者権利運動の倫理的課題は,すべての
社会運動と同様に,その信奉者が世界をありのままに見て,それでも正義と思
いやりをもって行動することを決意できるかどうか」(ibid. : 40) が重要であると
主張する.

2-2. ASD を起点とした家族関係の変化と自己の再定義

このようにシンガーが構築主義と本質主義の両方に関心をもつのは，自分自身の体験に由来している．

シンガーは神経多様性を提唱した理由の1つを，既存の研究が「障害者の権利擁護に関心が強く，親の権利と子どもの権利を軽んじているのではないかと思われる」ものがほとんどで「親に認知障害がある人々を日常的に不可能な立場に追いやっている状況を変えたい」（ibid.：27）と述べている．神経多様性がなぜ ASD 者にとって重要なのかを示すために，シンガーは博士論文の一部で自分と家族の体験を記述した．

シンガーによれば，シンガーの家族はユダヤ系の移民で，家は貧しく家族仲も良いとはいえず，シンガーの両親は懸命に働いたものの「どんなに頑張っても，孤立や疎外，相対的貧困から逃れることはできなかった」（ibid.：28）．特にシンガーの母親は「「完璧な英語」」（ibid.）に加えて3つの言語を話すことができ，大学も卒業した，1960年代には珍しい高学歴な女性だった．しかしシンガーは母親が「「何か深刻な問題を抱えている」と確信していた」（ibid.）という．

シンガーの母親は，奇妙で，自己中心的で，「社会的な合図を認識することができず」，「一日は彼女の多くの強迫的なルーチンに費やされ，彼女は最も簡単な仕事を終えることができなかった」（ibid.：29）．このような特徴に加えて，彼女は，シンガーにとって「高圧的な不安の塊のような人」（ibid.）であり，「母は私が抱いていた人間のあるべき姿への期待を困惑させる」（ibid.：28）人であり，「容赦なく残酷」（ibid.：29）だった．

このような母親をどうにかしてほしいとシンガーは父親に頼むのだが，父親は現状を否認することしかせず，シンガーに「「人はそれぞれ違うだけで，人をありのままに受け入れなければならない」」（ibid.：30）と言うばかりだった．しかし父親が母親の状態を受け入れているとはいえず，むしろ，「私たちのうちの1人が「人生で一度だけ普通になれないの？」と叫ばなかった日は1日もなかった」（ibid.：30）．重要なのは，このような母親との生活のなかで，「彼女ができないかもしれないとは一度も思い浮かばなかった」（ibid.）ことである．

そして読書ができるようになったシンガーは図書館で母親について調べるが，自身の経験があてはまる精神疾患を見つけることはできず，「母はただの「悪

い怠け者で，努力が足りない人」だったという，他のみんなが描いた結論に自分を見捨てるしかな」(ibid.) くなってしまう．その後利用した心理的セラピーでは，母親の態度は母親が自主的に選択したものであると理解し，そんな母親を捨てるようにセラピストに勧められ，シンガーはその考えに適応するべく努力した．しかし，それができなかったときにシンガーは自分自身をセラピーにおいても「「失敗者」」(ibid.) であると感じた．最終的に，「私は逃避と責任の間で宙ぶらりんになり，自分は善良な人間であり，いつの日か理解することが夢にも思わない方法でやってくるかもしれないという考えにしがみついていた」(ibid.) という．

　シンガーに転機が訪れたのは，生まれた娘が 2 歳になり，周りの子どもと比べて同じように成長していないことに気づいたときである．さらに，シンガーは自閉症に関する記事を読んだときに，衝撃を受ける．

> 　ある日，小児自閉症の記事を読んだ．心が凍りついた．それは私の娘を描写しているように見えたが，自閉症は愛から萎縮することになっている一方，私の娘は肉体的にも精神的にも深い愛情をもっていた．本当に自閉症であるはずがないのだろうか？ (ibid.)

　小児自閉症の記述はシンガーの娘をよく説明していたが，一部あてはまらない点もあったのである．そしてシンガーは娘が成長するにつれて母親に似てきていることを悟ると，さらに衝撃を受ける．

> 　それまでは，私のような筋金入りの社会構築主義者は，子どもは私のような開明的で進歩的な母親が書く「白紙」だと思っていた．遺伝の現実に驚かされるようになった．家族に何らかの遺伝性の「障害」(disability) があることが明らかになった．でも何？ (ibid. : 31)

　それからシンガーの新たな探索が始まる．最初は注意欠陥障害や学習障害を参照し，完全な説明ではないにせよ「少なくとも娘には心理的な違いではなく器質的な違いがあると主張するには十分な重複」(ibid.) を発見できたが，やはり満足することはできなかった．なぜなら，既存の多くのカテゴリーは「人間の多様性の大きさに折り合いをつけることができなかった」ためであり，シン

ガーは「信念体系のいずれも受け入れることを拒否した．私は自分の真実を貫き，探し続けることにした」(ibid.).

　そしてシンガーは ASD 者であるウィリアムズの先駆的な自伝や，著名な精神科医であるサックスが執筆した『火星の人類学者』に収録されたグランディンのエピソードを読んだことで，「自閉症になるために「精神遅滞」になる必要はなかった」ことを理解した．自閉症協会への連絡によって「アスペルガー症候群という「高機能」の自閉症」(ibid.) の存在を知り，自分の娘について説明をする必要さえなかったことに安堵する．長らく名前のなかった問題にラベルが与えられた瞬間である．

　シンガーの娘は 9 歳で「正式に」ASD の診断を受けるが，このことは，シンガーと母親との関係にも影響を与えた．シンガーは自分の母親が「普通」にふるまわなかったのではなくふるまえなかった可能性を認め，母親との間に生じた軋轢が無知から生じたものであると理解するようになった．その考えはシンガー自身が ASD である可能性にまでおよび，「人種／階級／ジェンダー／親のせいなどといった言説に当てはまらなかった私の歴史の奇妙な断片」(ibid.) を ASD のフレームの下で統合し始める．

> 　この 1 年間，私は否応なく，自分の人生の物語を新しいフィルターを通して自分自身に語り直さざるを得なくなった．そうすることで，私は以前の社会学的／心理学的／精神的な志向に神経学的／生物学的な視点を加え，自分のビジョンの充実によって豊かさと疲れの両方を感じた．(ibid.)

　シンガーは自身の体験から生まれつきの性質が人の言動に作用することを深く理解しており，それゆえに構築主義と本質主義の合成を目論む．自身の体験も踏まえつつ，シンガーは改めて運動としての神経多様性を考察する．

2-3. コンピューターの登場と神経多様性の進展の意義

　神経多様性の成立には，母親の不適切な養育によって自閉症になるのではなく生まれつきの性質であるという理解と，一定の共通する特徴をもちながらも能力的な差異が存在することを包摂するスペクトラムの考え方を提唱した，ウィングの研究が不可欠であった．そしてこのスペクトラムに属する人々は共

通する経験と困難を体験しているにもかかわらず，これまで「アスペルガー症候群をもつ人々の社会的，ネットワーク的，組織的スキルの制限と，直接的な人間との接触への嫌悪」のために，自分の「問題」を解決するために効果的な行動を起こすことができなかった．しかし，「インターネットの登場で状況は一変した」(ibid.：34)．「コンピューターが，実際の物理的存在によって引き起こされる感覚の圧倒をすべて排除することで，自閉症のコミュニケーション能力を解放する」ためである (ibid.：35)．シンガーもまたブルーメと同じく，インターネットのASD者の社会参加に対する貢献を称える．ASDのアイコンの下でインターネットを通じて結集したある特徴をもつ人々は，ASD者としてのアイデンティティを形成し，投げかけられる不当な非難や侮蔑へ対抗しようとした．シンガーはInLvフォーラムの参加者の議論をもとに，インターネット上で展開された神経多様性運動に関する言説を報告している．

　まず，神経多様性運動の主な目的は，シンガーによると，①認識，人々の間に神経的差異が存在することを認識させ，特にASD者に「単に「配線」されていない方法での行動を期待されることを終わらせ」(ibid.：36) ること．これを求めるのは，ASD者がまったくの無能であるか，怠けている「普通」の人だと思われているためである．②平等権，ASD者の多くが経験している学校や職場でのいじめやからかい，差別が適切に取り締まられること．「高能力」な人々は就業に関するスキルが十分であっても社会的スキルが足りないために就労の場から締め出されがちなため，就業能力と社会的スキルの評価が分離されることを望んでいる．「低能力」であると自分を認識している人たちは，「押しつけがましく勝手な正常化の習慣をやめることを望」(ibid.：37) んでおり，望まない訓練を拒否する権利を求めている．③適切なサービス，「自閉症者に共通する問題は，知的にも身体的にも障害がなく，サービスの提供に関しては2つの椅子の間に挟まれることである」(ibid.)．ASD者の人々は何の支援も提供されない一方，十分に努力しないことを非難されており，ASD者の状態とニーズがそれぞれに異なることを理解して適切なサービスが為されなければならない (ibid.：36-7)，という3点である．

　また，神経多様性の感覚の芽生えは，ASD者と専門家との関係にも影響を与えた．親や本人が何らかの違和感を覚えて医師にASDの可能性を考えるが，

医師に診断に当てはまらないと言われた際，その人たちは専門家の判断をそのまま受け取るのではなく，新しい専門家を探し求める．今や「従来の「診断」のイメージが，しぶしぶ外から求められ，恐れられ，抵抗され，押し付けられるものであるのに対し，「わずかな」神経学的差異をもち，門前払いを受け，自己診断を受け，中に入れてもらうことを要求する人々」(ibid.: 40) がおり，診断を受けることによって得られるメリットも認識しているためである．

　そして医師以上に ASD 者のコミュニティで非難されたのは，心理療法家だった．自閉症者たちは，トラウマ・自尊心・怒りを表現する・過去を内省する・虐待・エディプスコンプレックスといった心理学分野で広く有効だと信じられている理論によって，むしろ「自分の経験が無効にされ，高価な心理学者や「セラピスト」に時間を浪費されたことへの怒り」(ibid.: 41) を頻繁に語る．そして，生まれつきの「配線」の違いが存在するという見解によって心理学に挑戦しようとしている (ibid.: 40-3)．「インターネットのおかげで，自閉症患者は診断，科学的推測，自己治療の実験を自らの手で行うようになった」(ibid.: 44) 背景もあいまって，ASD 者と関わる専門家は「自分のトピックへの愛と熱意が明らかであり，パートナーとしてのコンサルタントの姿勢をもっている人」(ibid.: 44) であることが望まれていると主張した．

　これらの言説生産に大きく貢献したのは，コンピューターの存在である．ASD 者に対するコンピューターの意義をシンガーは以下のように語る．

> 　自閉症者にとってコンピューターは不可欠な義手であり，引きこもりの孤立した個人から，ネットワーク化された社会的存在，効果的な社会的行動の前提条件，そして公の場での発言者へと変えるものである．(ibid.: 46)

　シンガーによれば，コンピューターを盲導犬にたとえる人もいるという (ibid.)．コンピューターという道具の補助を受けてのびのびとウェブ上で活動することが可能になるにつれて，シンガーもまたブルーメがそう構想したように，「おそらく，我々が「スペクトル上の」人々に新たな生態学的適所を開き，繁栄を可能にする機械との共進化の時代に入っていると示唆することは，あまり空想的ではない」(ibid.) とさえ考えるに至っている．そして，これまで障害者を排除するために用いられてきた生物科学の用語である生物多様性の概念を活

用し「生物多様性が生態系の安定に不可欠であるように，文化の安定には神経多様性が不可欠であるかもしれないと提案してはどうだろうか」(ibid.：48) と呼びかけるのである.

2-4. 自閉症スペクトラム障害の新しさとシンガーのあいまいさへのこだわり

シンガーの提唱した神経多様性で重要なのは，神経多様性がいわゆる ASD 者のための概念に留まらない点である．神経多様性は今まで単なる「無能」や「怠け者」とされてきた人々の意識を高めるものであるが，シンガーは自分自身の研究の狙いを

> それは，この新しい運動が，違いによってマークされ，烙印を押されたすべての人々だけでなく，「心（mind）とはどのようなものであるべきか」というプロクルーステースのベッドで不快な思いをしながら寝返りを打った，「定型発達」と思われるすべての人々にとって，解放的な可能性をもつという希望を表している．(ibid.：9)

と明記しているためである．プロクルーステースのベッドとはある無理やり基準に一致させるという意味の慣用句であるが，この表現から，シンガーが必ずしも今定型発達であるとされている人々もまた何かしらの自分自身に合わないものをあてがわれて苦しんでいる可能性を考えていることが垣間見える.

博士論文で，シンガーは神経多様性を提唱する自分自身の属性をどのように表現するかについて葛藤し，最新の注意を払っていることを繰り返し述べている．たとえば，シンガーは自分の属性を次のように列挙する.

- 民族，階級，障害，そしてもちろん性別の歴史的な力の場所.
- 常に自分自身を発明している部分的な自己.
- 自由意志と神経学的決定論の間，本質主義と社会構築主義の間の移動点.
- アスペルガー症候群の女性の娘.
- アスペルガー症候群の娘の母親.
- 私自身は，低機能な正常の低達成者，高機能な自閉症で不可能なこと

に立ち向かう人の間のどこかにいる，「スペクトラムのどこか」である．そして，限りなく複雑な現実に押し付けられたこの最新の分類スキーマに魅了された，困惑した観察者である．

・母の障害の犠牲者であると感じながらも，娘の差異に対する権利の保護者になりたいと願う矛盾を生き抜いていくなかで，私は深い両義性をもっている．自動的に利他的な政治にならない矛盾．些細なことではないが，「悪い母親」の日には，遡及的優生学は良い考えのように思われる．

・意味と目的に満ちた宇宙に埋め込まれた神のようなスパークと，目的はないが必要な物理法則の作用によって作られた生物学的な機械との中間に位置する．(ibid. : 23)

これらの記述からも，シンガーは ASD 研究者および ASD 者本人であることをはじめ，自分自身をさまざまな属性の間の存在として理解し，さまざまな「複雑さ」——両義性をもつことを自覚していることがうかがえる．そして，その属性性ゆえに既存の言説に用いられている素朴な区分や対立構造に満足することができなかったといえる．「スペクトラム」という概念はシンガーにとって重要である．というのも，シンガーは次のように社会科学の特徴をとらえている．

社会科学は，しばしば意識的に認識されているよりも，物理科学から引き出された比喩の影響を受けてきた．そして，このことに反射的になるのではなく，これらは，長い間，超越されたニュートン科学の後処理に引きずられてきたのだ．その際，個別の粒子状の力，個人と社会，自然科学と社会科学，本質主義と社会構築主義，観察者と「被観察者」の二項対立がある．これらの別々の存在の間の正確な境界を描写するために，膨大な知的エネルギーが費やされてきた．しかし，徐々に量子科学の比喩的な領域が，パラドックス，不確定性，粒子／波（個人／社会と読む），場，力，スペクトルの不可分性という言葉で浸透し始めている．

そして「スペクトル」上の生命は，まだ存在すらしない言葉を必要とする．(ibid. : 25)

ゆえにシンガーは神経多様性という言葉を創り出し，あえて自分自身をあい
まいな領域へ留めておくことを可能にしようとする．シンガーは「自閉症スペ
クトラムの人々の抑圧について語るとき，私は「スペクトラムのどこか」とい
う自分の立場の不確定性を表現するために，代名詞 "they/we" を」使い，自分
自身が ASD について語ることを「文化の盗用」ではないかとの危惧を覚えつ
つも「抑圧の痛みのなかで自分の分け前に対する認識を手放すことは気が進ま
ない」(ibid.) と，自分の立場性故の葛藤を素直に表現する．シンガーのあいま
いさへのこだわりは「障害」という言葉へもおよぶ．

> 　障害（disability）という言葉自体に問題がある．どうしても合わない
> （It just doesn't fit）．これは，新しく障害を負った人々が障害をもつことを
> 否定するような内面化された障害抑圧の事例ではない．「障害」（disabili-
> ty）という言葉は，量子化以前の時代に由来しており，「可能」（able）と
> 「障害」（disable）の間の離散的な境界の対極にあり，スペクトル上の人々
> の状況を包み込むことができない．身体的・知的障害の意味合いが多過ぎ，
> 逆に身体的・知的障害のない人の社会的コミュニケーションの障害との関
> 連性はない．(ibid.)

　このようなあいまいさを強調する言説は，神経多様性という言葉を創造し，
ASD 者と非 ASD 者をいったん分割した上で ASD 者のための社会運動を展開
したシンクレアとは，同じ ASD 者の社会参加・社会的受容を要望しながらも，
まったく質的に異なる思想を抱いていることが読み取れる．
　そして，この博士論文が元となった「どうして一度でも普通でいられない
の？ 名もなき問題から，新たな違いのカテゴリーの出現へ」"Why can't you be normal
for once in your life? From a problem with no name to the emergence of a new category of difference" というタ
イトルの論文が，聴覚障害研究者であるコーカーと障害学研究者のサリー・フ
レンチによって編纂された Disability Discourse: Disability, Human Rights, and
Society に掲載され，現在神経多様性について言及する際に引用される最も著
名な文献の 1 つとなっている．
　シンガーの博士論文は，既存の問題領域に ASD がどのようにフィットしな
いかを明示し，これから診断されようとする ASD 者がどのような人生を経験

しているのかというモデル・ストーリーを提供し，神経多様性という概念を基盤として ASD 者によって生産された言説をまとめ上げることで，ASD 者の社会運動を一層洗練させた点で，ASD 史において重要なのである．

3．ASD の親との関係

3-1. FAAAS への寄稿——ASD の親をもつこと

　博士論文およびそれをもとにした論文を出版したあとシンガーは，Families of Adults Affected by Asperger's Syndrome（アスペルガー症候群によって影響を受けた成人家族の会，以下 FAAAS）という自助団体が制作した冊子へ寄稿した．FAAAS は，診断を受けていないものの ASD の性質をもつ人が結婚し家族をもつ可能性があるものの，コミュニケーション能力を欠いているために家族に必要なケアを与えられないために，成人の ASD 者の家族が主にネガティブな影響を受けるとする「カサンドラ現象」を社会的に周知すること，そして「カサンドラ現象」に苦しむ人々をサポートすることを目的に，1997年に設立された自助団体である．FAAAS は2003年に成人の ASD 者との関係に悩む人々によって書かれたエッセイやポエムを収録した冊子『アスペルガー症候群と大人たち…誰か聞いているの？』 "Asperger's Syndrome and Adults … Is Anyone Listening ?" を発行した．

　シンガーは「カサンドラが，とてもとても幼かったころ」 "When Cassandra was Very, Very Young" のタイトルで，自身の幼少期を語るためのエッセイを執筆している．シンガーはそれまでの著作物でも母親との関係について，さらには ASD という概念が親子関係にどのような影響をもたらしたかについてすでに記述しているが，特にこのエッセイでは子どもの立場から ASD 者と過ごした経験について，より詳細かつ率直に語っているのが特徴である．

　シンガーは「典型的なアスペルガー型女性で，引っ込み思案ではなく，熱っぽく語るタイプ」である母親との生活を「地獄」（Singer 2003：84）と表現した．シンガーは5歳のときから「まるでパラレルワールドからこの世界に降りてきたよう」に感じる「ヒステリック」（ibid.：85）な母親との関係に苦しんでいた．た

とえばシンガーの母にはコーヒーカップが割れたことをその場にいなかった父親のせいだと金切り声で責め立てるといった論理性を欠いた面があった。そしてなんとかそれを宥めようとする父親のことをシンガーは不憫に感じていた (ibid.). その様子をシンガーは次のようにも書いている.

> 　私の邪悪な母が，私の懇願にもかかわらず，毎日毎日，同じ質問を延々と繰り返し，自己中心的で，呆れるほど信じられないような利己主義で，私を苦しめたからだ．――いや，もう同じ質問はやめて，どれだけ私が傷ついたか，頼むから私の顔を見て，わからないの？――他の人に質問されたときの耐えがたい恥ずかしさ，彼女の好きな話題で延々と続く独白．大人の服を着た幼児のような，怒りと息苦しさが交互に襲ってくる依存関係．そして何より最悪だったのは，私の愛すべき，寛大な（giving），思いやりのある（generous），素晴らしい父に対する，彼女の絶え間ない虐待だった．
> (ibid.：87)

　そして，状況を改善してほしいとシンガーは父親に訴えたが，父親は何か行動することはなかった.

　このようにして ASD が疑われる母親は幼いシンガーと彼女の父親を苦しめるのだが，シンガーによれば家族関係は「複雑で微妙な物語で，単純な公式はなく，作品の悪役はどんどん移り変わっていく」(ibid.：87). なぜなら，シンガーは母親を「彼女は迷惑な存在で，一瞬たりとも安らぎを与えてくれない害虫だった」と語る一方で，「私はいつも彼女に，人生で一度くらいは自分の頭を使ってみようと怒鳴ることで，ある種の安堵感を得ていた」(ibid.：88) と告白している．つまり，シンガーは自分が母親に虐げられていると感じるのと同時に，母親のことを心底侮蔑していたことを認めているのである.

　そしてアスペルガー者とアスペルガー者を支援したいと考える人のためにシンガーは「アスペルガーの家庭で一番嫌だったのは，実は母の行動ではな」く，「最悪なのは父が否定したことだ．父は普通の家庭を装うよう，私に殺意的な圧力をかけ，私は家族の秘密が漏れることを恐れて生活していたことだ」(ibid.)と打ち明ける．シンガーは母親に「普通」になるよう訴え続ける一方，自身もまた「普通」の家庭であるように見せかけて外へ助けを求めることができな

かった.

　しかし，当時の時代背景を踏まえれば，自分の父親がそうするより他なかったことも理解しているという．なぜなら，ASD の存在が知られる以前の専門家に助けを求めたとしても（これをシンガーは「彼らの「助け」に屈していたら」(ibid.: 87) と書いた），「信じられず非難されるか，私の母（彼が愛した人，彼が献身した福祉，それがどんなに不可解なものであろうと）が統合失調症と診断され，その時代の恐ろしい病院の 1 つでゆっくりと破壊されていくのを見ただろう」(ibid.) と，シンガーと家族が満足するような対応は受けられなかっただろうと考えるためである.

　ASD という概念が知られるようになったことで「悪人がいるわけではなく，自覚が足りないだけだということは，誰もが知っている」(ibid.: 88) ようになった．ゆえに，ASD に関する知識のさらなる浸透と，それによってアスペルガーの親をもつ人が体験したことを語り，助けを求めることが疑われない社会を望むのである．その社会の実現に向けて，シンガー自身も ASD の親に育てられた人のための自助グループ ASpar を立ち上げている (ibid.: 90).

　シンガーはこのエッセイで母親を中心とした家庭で起きた出来事の悲惨な面を打ち明けながらも「実は私は，母が私を深く愛してくれていることをずっと知っていた」し，「彼女は私のことを一番深いところで「知っている」のだと思う」(ibid.: 89) と，「関係」が結ばれていたことを実感していることも記述しており，シンガーの記述をやはり単純な親子関係の失敗や非難として読むことはできない．シンガーは，ASD 者が単に定型発達者に抑圧される存在であるばかりではなく，時に ASD 者が他者を攻撃する立場にもなり得ることを自身の体験から明らかにしようとした.

3-2. ASD の「ダークサイド」の告発

　FAAAS への寄稿を通じて ASD の性質をもつ親との関係の困難さを発信したシンガーは，2007年に Judy Singer's Neurodiversity Homepage（ジュディ・シンガーの神経多様性ホームページ）を公開した．シンガーは，博士論文を書いたときは「新たな洞察を生み出す刺激的な立場にいることに気づ」き「創造的な興奮」を感じたものの，その後の人生を「自分の居場所を見つけようとしたり，

生計を立てようとしたり，定型発達の世界でできること，できないことに折り合いをつけようとしたり，いろいろなことをや」り，その結果，「障害をもつほどアスペルガーでもなく，競争的で攻撃的な定型発達の領域で成功するほど定型発達でもない，準アスピー（a quasi-Aspie）として働こうとすると，私は燃え尽きてしまった」(Singer 2007) と語る．そして改めてウェブページを公開した理由は，再び神経多様性の議論に参加し，貢献するためであるといった．

　他にも，シンガーはウェブページで「光と闇――バランスを正す」"Light and Dark: Correcting the Balance" というタイトルで，定型発達者と ASD 者を明確に区別して行われる二元論的な運動を鋭く批判するコラムを発表した．

　シンガーは自身が提唱した神経多様性の概念が，「神経的差異」をもつ今まで抑圧されてきた人々の連帯を呼び起こし，誇りを回復し，新しい研究やキャリアの促進へとつながると信じていたと前置きしたのち，「しかしこの世には悪いことも良いこともない．権力の座についたそれぞれの少数派が新たな圧政と新たな問題を生み出すことを忘れてはならない」(ibid.) と厳しく語り始める．

　シンガーは自分のアイデンティティを「時に矛盾し，そしておそらく解決できない」と定義しており，「多層的な背景から，私はアスペルガーを可能な限り脱病理化する新しい「見方」の開発を奨励したい」(ibid.) という動機から神経多様性を提唱したが，「バランスをとるには，「神経科学革命」が描くこの勇敢な新世界において，すべてが最善ではないことを認める必要があるという結論に達した」(ibid.) と宣言した．

　シンガーは，ASD を擁護する言説で，社会的に貢献した才能ある人物については盛んに取り上げられるのに比べて，「自閉症の暗黒面はじゅうたんの下に隠されている」が，「理性は自閉症の「悪人」が存在しなければならないことを指示している」(ibid.) と，運動を通じて生産される言説のアンバランスさに疑問をもった．たとえばシンガーによれば，ヒトラーがユダヤ人や障害者や同性愛者など特定の属性をもつ人を根絶やしにすることへのこだわりは，ASD 者が不安を感じたときに行う自己刺激行動（stims）と類似したものであるし，アウシュヴィッツ強制収容所へユダヤの人々を送り込み続けたアイヒマンは「貨物を気にせず，時間通りに走る列車に夢中になっていた」(ibid.) 人間である．シンガーは ASD を貶めたいのではなく，神経多様性が生まれつきの差異に立

脚して展開されたものである以上「生まれつき「本質的に良性」ではない人もいるということ」(ibid.) を想定しないわけにはいかないためである．シンガーは危機感をもって，次のように言う．

> 神経多様性運動が成熟するためには，砂のなかに集団の頭を隠すことはできないが，すべての自然の実験が本質的に優れているわけではないという考えに目を向けなければならない．
> すべての人の市民的自由を守りながら，他人を危険にさらす反社会的行為をどうやって封じ込めるかを考えなければならない．(ibid.)

　シンガーが，神経多様性が運動として成熟するために，すべての人の自由を守ることの重要性を挙げているのは重要である．シンガーは ASD 者が社会のなかで不当に抑圧されたりいじめなどの暴力に晒されたりするのと同時に，ASD 者が大人になり，親になり，権力をもつ可能性についても想定していた．

　特にシンガーは主催している ASD の親をもつ人のための自助グループである ASpar での活動を通じて，悪意はないものの「アスペルガーの親による感情的なネグレクトと虐待のパターン」(ibid.) に陥る可能性が示唆されたこと，親の権利と子の権利が対立した場合は確実に子どもの権利が優先されるべきであると強く主張する．場合によっては ASD の特性が理由で子育ては困難だと考えて，親になることを諦める人もいるが，シンガーがこのような事情を取り上げるのは，「優生学を擁護することではなく，自閉症者が情報に基づいた選択をし，子どもが生まれた場合には十分な資金が提供される支援サービスを保証されること」(ibid.) を目的としているためである．

　また，コラムのなかで，子どもを十分に育てられないが「アスペルガーをもつ人々が，自分たちを理解していない社会からたびたび苦しめられ拒絶されてきたことを恥じてか，あるいは抑圧されてきた経験からか，彼らは法廷を通じて誇りを取り戻そうとし，苛酷な訴訟当事者とな」(ibid.) り，訴訟を通じて家族へ嫌がらせをする，勝訴しても子どもの面倒を見ないといったトラブルが，度々特に父親によって引き起こされ，ASper へ持ち込まれたとも報告している．両親が離婚した際に母親に引き取られることを恐れていたこともあり，シンガーは本当に良心をもった養育者かどうかを十分に見極められる必要があると

主張する.

　シンガーは間違いなく ASD 者を社会的抑圧から解放するために議論を展開した 1 人であり，その主張は各人の状態を見極めて適切に対処することが最善であるというものである．ゆえに，シンガーは次のように二元論的なアイデンティティ・ポリティクスを痛烈に批判する.

> 　アイデンティティ・ポリティクスの暗黒面は，その永遠の被害者意識，幼稚さ，無条件の愛と受容の要求であり，それに伴う成人の自己反省，自己批判，一定の冷静さ（a measure of stoicism），そして「他者」のなかだけでなく自分自身のなかにも明暗を見ようとする意欲がないことである．(ibid.)

　これまで ASD 者が抑圧され，たとえば「できない」ことを「しようとしない」などと悪意をもって解釈され，不当な判断や扱いを受けてきたこと，そして今もそのような差別と闘っていることは確かである．しかし，たとえば特定の場面や相手によっては，悪気はないにせよ ASD 者が誰かを「害する」可能性があることを認め，ASD の特性を理由に制限を受けることが必要になるとシンガーは自分自身の経験から主張し，ASD 者だけを擁護し讃えるだけの社会運動を痛烈に批判したのである.

3-3. 改めて述べられたこと

　シルバーマンが神経多様性を紹介したこともあり，2016年にシンガー博士論文が『ニューロダイバーシティ ―― あるアイディアの誕生』"NeuroDiversity: The Birth of an Idea" というタイトルのペーパーブックとして出版されたが，出版に際して加筆された点がいくつかある.

　書籍の導入では，シンガーは神経多様性という言葉が世に出た1990年代を中心に自分の人生や研究生活を振り返っている．「私の学問は単なる知的探求ではなく，戸惑うようなアウトサイダー性，経済的苦難，家族のトラウマと闘う人生のための感情的必須条件だった．そして，それはすべて母のせいだ，そう当時の私には思えた」が，「母が60代になったとき，私は初めて，母が自分の行動を選んだのではなく，我が家の女系に影響する遺伝性の問題に苦しんでい

たのだと理解し始めた」（Singer 2016：11）．そして「この神経多様性という言葉は，突然出てきたものではなく，私の学術研究の集大成であり，また，私たちも社会もそれが何であるかを認識していない「隠れた障害」（hidden disability）の影響を受けた家族のなかで苦労してきた者として，排除と無効（invalidation）の生涯を個人的に体験したもの」であるという点で，神経多様性がシンガーのASD者としての個人的経験に大きく依存する一方，「私はアスペルガーに焦点を当てたが，神経多様性の範囲はもっと広いと考えている」（ibid.：13）と，シンガーが構想する神経多様性の対象がASDに留まらないと主張した．

　この章ではシンガーの研究の特異性が大きく2つ強調されることとなった．1つ目は，多くの社会運動が依拠する社会構築主義モデルを再度明確に批判している点である．シンガーは1998年に執筆した博士論文で，障害学分野で用いられる障害の社会モデルについて論考し，特定の学問分野では構築主義と本質主義が対立していること，特に構築主義に偏重し生まれもった性質等への言及が批判されること，しかし，ASDをはじめとする特定のトピックではむしろ器質的差異を考慮しないわけにはいかないことを指摘していた．

　それに加えて，今回の導入部分では，シンガーは構築主義の視点がたくさんの恩恵をもたらしたことに感謝を表明しつつも「しかし，研究を続けるうちに，社会構築主義モデルは，新しく生まれつつある自閉症者の運動に完全には適合しないという見解に至った」と結論づけ，「私から見ると，社会的なモデルは多様な身体と心の物質性をごまかし，自閉症者自身が，本来は平等に作られていないといっていた」と，構築主義をベースにした言説がASDを内包し得ないと主張する．障害者運動が「苦しみ」（"suffering"）という言葉の使用に反対することについても，それに課された特定のネガティブなイメージを避けたいという理由であるにせよ，「苦悩の存在を完全に消し去ろうとするのは，私にとっては行き過ぎた行為だった」（ibid.）と，同意していない．

　　万物のグランドセオリーを提供しようとするすべての運動と同様に，ソーシャルモデルにもカルト的，原理主義的な傾向があった．このことは，障害者研究ネットワークのセミナーで，科学，医学，生物学に対する拒否的な態度から，「創造論者の復興集会に参加しているようなものだ」と内

心あきれ返ったときにもわかった．（ibid.）

と，過剰な構築主義を揶揄すると共に，「私たちを正当化したのは神経科学であり，私たちの運動に力を与えるメタファーの源となったのは，神経科学とコンピューターサイエンスの言葉だった」（ibid.）と，神経多様性が構築主義以外からの強い後押しを受けたものであると強調した．本質主義的な生まれつきの器質的差異を想定することは，自分の体験が特定の人たちにとってありふれたことであり，それが最終的に「「そういう風に生まれた」こと以外には還元できない」という「啓示」（ibid.：15）をもたらすために重要なのである．

　また，シンガーが既存の障害に関する社会運動に抵抗を抱いた理由として，「親に対する敵意が根底にあることに疎外感を覚えたこと」を挙げている．シンガーは「障害者の権利に関する文献では，親が子どもを「正常化」（normalize）しようとすることで，社会的抑圧の主体となっていることを非難するものが圧倒的に多いように思えた．また，「親」については，「母」と読むのはひねくれ過ぎだとは思わない」（ibid.：14）と率直に言っている．シンガーはASDの娘の親でもあり，また，ASDという概念が社会に広まるために「医師や心理学者にごまかされることなく，自分の子どもには認識されていない，順応されていない遺伝子の違いがあり，神経質な子育てによってもたらされた心理的問題ではないと主張する勇気をもった」（ibid.）（恐らく）定型発達の親たちの協力が不可欠であった背景も踏まえて，ASD者と非ASD者だけでなく，「親」と「子」を単純に区分して展開される言説や運動を，シンガーは再度批判するのである．

　また，シンガーは博士論文の出版に際してASD者の「加害的」な側面について言及した．1998年の博士論文を執筆した時点では，シンガーはASD者の「加害的」な側面については「自閉症の悪人も特定されているが，これ以上汚名を着せられたくないという気持ちから，自閉症の人々は悪人を軽視する傾向がある」（Singer 1998：35）と触れるのみであった．しかし，2016年には「自閉症の天才の話はよく聞くが，自閉症の悪役の話はあまり聞かない．そのなかには，自分のなかで仮説はあったものの，名指しする勇気がなかった」（Singer 2016：21）と振り返り，アイデンティティ・ポリティクスの欠点とあわせて次のように打

ち明ける．

> 　アイデンティティ・ポリティクスは，抑圧と犠牲のデータを集めること
> に優れているが，抑圧者と被抑圧者の単純な二項対立に陥る可能性がある．
> 自閉症の自己擁護運動では，当然，自分たちがどのように虐げられてきた
> かに焦点が当てられるが，私は，権力や影響力のある立場にいる高機能自
> 閉症者がたくさんいることを痛感していた．(ibid.：20)

　シンガーが「私は確かに，決して自閉的・定型発達（autistic/neurotypical）
と良い・悪い（good/bad）を同一視しないように望んでいる」(ibid.：21) と断っ
たあと，それでも「告発」せざるを得なかったのは，シンガーが立ち上げた
ASpar の活動をめぐる出来事に由来している．ASpar に集まった人々が自分の
物語や悲しみを共有するうちに，「両親の行動に現れたパターンを見逃すこと
はなかった．いずれも，自己中心的，感情の起伏が激しい，共感的洞察力の欠
如，支配欲の高まりといった AS の特徴と一致していた」(ibid.) ことを無視で
きなくなった．これは ASD 者がまったく親の資質を欠いていると主張するも
のではないが，シンガーの活動は「自分たちの話をしただけで，運動の二元論
的な境界線を取り締まる一部の怒れる人々から攻撃され，中傷された」(ibid.)．
しかしシンガーによれば，ASD 者との関係に苦しむ人々を「支援する場をも
つことで，両親を受け入れ，許し，彼らが必要とする支援を擁護することができ
きる」(ibid.) のであり，シンガーが目指す多様性ある共生社会を目指すために
は，ASD に由来する負の側面も直視することが不可欠であることを改めて明
示したことになる．

　そして時に ASD 者同士でも傷つけ合うことについて，シンガーは「障害者
に平等な機会を与える完璧な世界に住んでいるわけではない」のだから，「こ
のような不完全な状況の中で，すべての家族が自分たちの資源と見通しを現実
的に判断して選択することは尊重されるべきだ．これらの議論に参加するとき，
私たちはお互いに辛抱強くあるべきだ」(ibid.：20) と主張している．この呼びか
けは社会におけるマジョリティはもちろん，ASD 者へのものでもあるのでは
ないか．先行研究が指摘したように，ASD 者の間でもたとえば「治療」など
特定のトピックをめぐって激しく意見が対立することがあるが，ある人が熟慮

の末に何か選択をすることについては，たとえ同じ ASD 者だとしても批判せず尊重するべきであるとシンガーは主張するだろう．同じ診断名を受け取っていたとしても，状態はそれぞれに異なっているのだから．

3-4. すべての人のための神経多様性の提唱

シンガーは2023年現在も自身のウェブページ上で発信を続けている．特に「オーストラリアの山火事シーズンの環境災害と，現在のコロナウイルスのパンデミックによって，私は神経多様性の概念を更新し」(Singer 2023) たと記載している．具体的には，神経多様性を生物多様性の一部と見なし，「持続可能で繁栄する地球にとって生物多様性の保全が必要であるのと同様に，持続可能で繁栄する人間社会には神経多様性を尊重することが必要である」(ibid.) とますます考えるようになっている．

シンガーは神経多様性を社会全体に関わるものだと認識しており，ASD 者のための社会運動の道具と見なしていない．そのため，神経多様性を「地球上にはまったく同じ人間は 1 人もいないため，私たちはすべて神経多様性をもっている」と説明する．そして，たとえば職場などの多様性を豊かにするために新しく人を雇い，その人が自分を特定の神経状態にあると認識している場合にその人を「自閉症」と呼ぶこともできるかもしれないが，そのことはその人が「地球上の他の誰よりも神経多様性が高いわけではない」(ibid.) と注意する．「神経多様性とは，地球の人間集団内の事実上無限の神経認知の多様性を指す．それは，すべての人間が独自の能力とニーズの組み合わせを持つ独自の神経系をもっているという事実を示して」おり，「したがって，神経多様性は単に「人間性」(Human Nature) のキャッチーな名前である」(ibid.) とも記載している．ここから，シンガーが最終的には人々の個人レベルでの差異を最も尊重しようとしている姿勢がうかがえる．

そして特定の立場を強化する目的でのアイデンティティ・ポリティクスに限界を感じていることもあいまって，シンガーは現在，神経多様性を「より広い保護主義者の用語で理解している」(ibid.) と述べた．この保護の対象は ASD に限らず，他のマイノリティも含まれている．シンガーは特定の生物が絶滅の危機に瀕している際に費用をかけて保護される必要があるのと同じように，社会

的マイノリティもまた安全を守られ保護される必要があると訴える.

　この保護への姿勢はある種徹底しており,「神経多様性は肯定的な原則だが,道徳的な原則ではな」く,「神経多様性には「ダーク・テトラッド」（利己的なパーソナリティのなかでも知見の蓄積がある従来のダーク・トライアドにサディズムを加えたもの・筆者注）のような反社会的カテゴリーが含まれているという現実に目をつぶってはならない」(ibid.) と繰り返し「加害」へとつながる恐れがある存在への言及も欠かさない.

> 　サイコパス，ナルシシズム，マキャベリズム，そしてサディズム。これらは特定の状況下で，また一定の範囲内では，大胆さ，自信，達成への意欲といった社会的価値をもつことがある。しかし，それらは他者を魅了し，欺き，反社会的で自己拡大を目的とする意図を隠すことができる者に，不公平な優位性をもたらす。(ibid)

　シンガーは神経多様性を推進するためには,「リーダーの立場にある人々によく見られるそのような行動を評価し，すべての人が否定的な側面から確実に保護されるようにする責任」があり，場合によっては人道的な環境下での「保護拘禁」(ibid.) もやむを得ないと主張するなど，シンガーの構想する神経多様性は ASD 者のためだけのものではなく，他のマイノリティや現在歓迎されない気質をもって生まれた人をも含む「社会」そのものを対象として，いかに現実的に共生を成し遂げるかを論じたものであるといえよう.

4．考察——神経多様性はどこが新しいのか

4-1. 積極的にあいまいさに留まる術としての神経多様性

　先行研究でも論じられている通り，神経多様性の第一の目的は，非 ASD 者を「正常」とする社会に対し，神経的差異に着目した新しい人間観をもたらすことであった．神経多様性というフレームはこれまで自身を単なる「落伍者」と感じていた人々に自己を再解釈する機会をもたらし，似た境遇にある他者との結束を促した．そして,「そういう風に生まれた」人々を免責すると共に,

それ以上の原因追及や場合によってはそれ以上の「改善」に対する強迫的な努力を止める理由を与える．神経的差異に着目した社会運動という観点では，シンクレアを始めとする多くの自閉症を擁護する言説を引き継いでいる．

　一方，シンガーが提唱した神経多様性の特異性は，単に神経学的差異によって人々を分断して議論を展開するのではなく，あいまいさのなかに留まり，複雑な立場を積極的に引き受けようとすることにある．これは神経多様性がシンガーのもつ属性および個人的な体験から構想され，自閉症スペクトラム障害の成立と共に展開された思想だからである．シンガーにとって，アスペルガーでいることは進んでそのグループに所属し続ける意志的行為であり，他に居心地の良い場所があれば抜け出ていく可能性のあるものでもある．その点で，アスペルガーは生得的な気質をどのように解釈するかというフレームであって，「自然」には存在しえない構築物なのである．

　そして，シンガーの主張する神経多様性はその性質上，従来のアイデンティティ・ポリティクスで多用される二項対立の図式に馴染まない．シンガーは「どの社会運動でもそうだが，論争や対立は避けられない．したがって，神経多様性運動内であれ，その反対派であれ，敵意があっても不思議ではない」(Singer 2016 : 20)と理解した上で，各人が自分の状況において行った判断を尊重すべきであると主張する．つまり，神経多様性は自分自身の在り方を「文化」として非病理的に解釈されたいと望む人に対しても，いかんともしがたい「障害」（impairment）として治療を求める人のどちらにも開かれており，それぞれ多様な状況にある人がそのとき最善の判断・選択することを支持する姿勢であるといえる．神経多様性で想定されるASD者が，「障害」と「非障害」の間で絶えず揺れ動くものであることに留意する必要がある．

4-2. 抑圧者と被抑圧者の関係を超越していくこと

　シンガーの言論の特徴は，ASDのダークサイドと呼ぶ「加害性」について積極的に考察し，時に自閉症者や自閉症者に協力的な人々を攻撃する形で展開される自閉症を擁護する運動の在り方を批判している点である．シンガーは一体何を告発しようとしたのだろうか．

　被抑圧者が抑圧を克服しようとする際に経験する困難を取り扱った論じた研

究として，白人と黒人の差別問題を考察したアンティル人の精神科医であるフランツ・ファノンや，抑圧者と被抑圧者の関係を鋭く洞察したブラジルの哲学者，パウロ・フレイレの思想が思い浮かぶ．

　ファノンは1951年に執筆した著書，『黒い皮膚・白い仮面』において，黒人に「劣等コンプレックスというものがあるとするなら，それは二重のプロレスの結果」であるとし，具体的には経済的に困窮することと，その後「内面化，よりよくいえば，この劣等性の表皮細胞化をとおして」(Fanon 1951＝1971：34) 生じると主張した．そして白人にとって「黒人は〈悪〉と〈醜〉の象徴」(ibid.：195) であることを押し付けられる．その結果，「黒人は単に黒い存在であるだけではなく，白人に対して黒い存在」として「突如として二つの座標軸を持つことになり，それらを基準として自己を位置づけなければならなく」(ibid.：130) なるのである．黒人が白人と交流する際には「ある種の過敏化作用」が働くようになり，「心的構造が脆弱であれば，自我の崩壊がもたらされる」(ibid.：176)．その結果「黒人は主体的（actionnel）個人として行動することを止める．彼の行動の目的は（白人という形をとった）他者になるだろう．他者だけが彼を価値づけることができるからである」(ibid.：176) と，ファノンは黒人が人格を損なわれていくプロセスを描写する．ファノンは黒人の性格の特徴を次のようにも述べている．

> 　ニグロとは比較である．これが第一の真理だ．ニグロは比較である．つまり，ニグロは自己の価値づけと自我の理想を絶えず念頭に置いている．他者と接するたびに，価値とか値打ちとかが競われる．アンティル人は固有の価値を持たない．彼らは常に〈他者〉の出現に依存している．常に問題になるのは私より頭が良くないとか，私より黒いとか，私より優れていないとかである．一切の自己措定，一切の自己繋留は他者の崩壊と依存関係を維持している．(ibid.：227)

　ファノンが指摘したのは，抑圧にさらされた結果，黒人は自分自身で完結して自分を語ることができなくなること，ある種の「依存」状態に置かれるということである．そして，そうなったアンティル人は，たとえば，「白人の女と寝ようとすることによって」(ibid.：37)，あるいは，白人の言葉を身に着けるこ

とによって（ibid.：61），白人へ近づこうとする．このことは「他人に，そしてとくに己れ自身に己れの白さの証拠を示」（ibid.：232）そうとする，被抑圧者の努力なのである．

　もちろん，抑圧へ対抗する方法として「正当に」黒人の誇りを取り戻そうとする試みもある．ファノンは「自己を護ろうと決心した．すぐれた戦術家として，私は世界を理性化し，白人に彼らが誤っていることを示したいと思」（ibid.：139）い，学者たちの行った実験によって黒人が白人と違わないことが認められ，「理性はあらゆる次元での勝利を掌中に収めていた．私は人間の集団に復帰した．だが，幻滅を味わう羽目になった」．なぜなら，「白人は人種間の親密な関係はなんとしても認めたがらなかった」（ibid.：140）からである．

　さらに重要なのは，このように徹底して白人が黒人を抑圧する一方で，白人もまた「黒人を探し求める．黒人なしでは過ごせない」（ibid.：192）という一面も備えていることだ．ファノンは白人が社会のなかで程好く黒人の「攻撃性」（ibid.：192）を発散できる物語を用意し，その対象を自分に向けさせることで「これを正当化し価値づける」（ibid.：192）形で，黒人を象徴として利用していると指摘する．

　植民地支配について論じたフレイエもまた，類似した批判を行っている．フレイエは1970年に執筆した『被抑圧者の教育学』で「人間の使命とは，「より全き人間であろうとすること」」（Freire 1970＝2018：74）であるが，「この使命はたえず否定され，しかし否定によってまた，重要なことであると認識されてきた」（ibid.：73）と述べる．フレイエは，抑圧者がいかに，他者の価値を貶め，無力化するか——フレイエの表現では「非人間化」するのかについて鋭く批判している．

　　被抑圧者の無力さの前で，抑圧する側が寛容と見える態度を示すこともあるが，それは偽りの寛容であり，その枠を超えない．この偽りの「寛容」を示しつづけるためには，不公正のほうも，維持しつづけなければならない．不正な社会「秩序」は，泉のようなものであり，偽りの「寛容」が流れでているが，その根源には死，絶望，貧困がある．
　　泉が少しでも脅威にさらされると，そうした偽りの「寛容」はたちまち

怒りに変わる．(ibid.：75)

この抑圧者と被抑圧者の関係は，次のようにも表現される．

　　抑圧者にとっては，人間というのは，自分たちのことだけだったのだ．他の者たちは，ただ単なる「あれ」にすぎなかったのだ．彼らにとって，権利とは唯一つしかない．自分たちだけが平穏に暮らす権利．それだけ．被抑圧者の生存の権利を認識することもなく，ただそういう存在があることだけを認めていた．それはとりもなおさず，抑圧者自身が「寛大な」人間であるために，被抑圧者という存在が必要だったというだけのことである．(ibid.：104)

このような関係と社会において，いずれ被抑圧者は自身が抑圧されていることに気づき，抑圧者に対して挑戦する必要があることに気づいていく．しかし，それは簡単なことではない．

　　被抑圧者が理想として追い求めているのは，まさに"人間になること"である．しかし，ずっと非人間的な状況に置かれ，どう抜け出せばよいのかわからない矛盾のうちにあっては，人間になることが抑圧者になることと思ってしまう．(ibid.：78)

これはファノンが描写したアンティル人のふるまいにも共通している．フレイエは抑圧者と被抑圧者の関係における規範を次のように定義する．

　　抑圧する者とされる者の関係に介在する基礎的な要素の一つは，「規範」である．すべての規範は，ある人の意識の，他の人への強制である．よって，人を疎外せずにはおかず，私たちが述べてきた抑圧者の意識を「自らのものとして宿した」ような規範のありようをつくっていく．だからこそ，抑圧された者の振る舞いは，規範に従ったような振る舞いとなる．自らにとっては不自然な，抑圧者のつくった規範によって行動するようになるのである．(ibid.：81)

特に重要なのは，「抑圧者の暴力は，抑圧者自身をも非人間化していく」

（ibid.: 75）力であるため，たとえ自身が抑圧者の位置に立つことができたとしても，それは解放を意味しないことである．

そのため，フレイエは被抑圧者が自己を回復していく過程で，自分自身が抑圧される存在であると同時に，抑圧者の意識を自身の内に育てていることに気づかなくてはならないと主張する．よって，被抑圧者の乗り越えるべき困難は，対抑圧者との関係だけでなく，「引き裂かれた自分自身，つまり自らの二重性との闘いである．自らの「内なる」抑圧者を追い出すことができるかどうかの闘い」（ibid.: 83）であり，「抑圧される者の悲劇的なジレンマ」（ibid.: 84）といえる．

ファノンとフレイエが指摘したのは被抑圧者が単に抑圧されるだけでなく，抑圧者の規範をすっかり内面化してしまい，しばしば抑圧者のふるまいを真似てしまう依存関係に陥っていることであった．この分析を，神経多様性をめぐる状況と議論にも適用して論考してみたい．

まず，ASD 者のセルフ・アドボカシー運動が神経多様性という言葉の開発から始まったことを思い出す必要がある．ASD 者は非発達障害者を「定型発達」として名指し，自分たちを異化させることで運動を展開してきた．この言葉と概念の発明は ASD 者に多大な恩恵をもたらし，社会に対しても新しい見方を示唆する一方，これを契機にファノンがいう「比較」によって自己を見出す構造を採用したともいえる．

ASD 者の多くが規範の内面化について苦しんでいることを自伝で語っている．1997年に ASD 者として自伝を執筆したグニラ・ガーランドは，「成長するにつれ，私の中で，「こんな自分ではいけない」という「感覚」が次第に大きく，鮮やかになってきた」（Gerland 1997＝2000: 50）ので，「だから私は，誰でもいいから他の子になろうと努力し」，「試して，試して，試しつづけた．持てるエネルギーの限界を越えてまで努力した．別の子どもになるんだ．普通の子どもに」（ibid.: 41）と，死に物狂いで「普通」を目指して燃え尽きた経験を語っている．しかし，フレイエによれば「なんとか抑圧者のようになろう，そうなりたい，そうなるんだ，という二重性のうちに生きている間は，自らを解放することはできない」（Freire 1970＝2018: 78）ため，ASD 者のこの種の努力は報われることがない．

また，抑圧者に対する同化願望に留まらず，神経多様性の概念および自閉症

「文化」が特定の「高能力な人」のためのものだと論じて他の ASD 者を排除しようとする意見が出ることや (Jaarsma and Welin 2012)，シンガーが報告したように ASD 者にとって不都合なことを話す人々を「攻撃」する姿勢は，無自覚にせよ抑圧者の立場に立とうとするものであると理解できる．ASD 者がある人を「文化的」な神経多様性の担い手にはなれないと切り捨てることや，必要な医療的ケアを認めない強固な姿勢は，結局のところ何らかの「あるべき姿」を強要しているのである．

このとき，神経多様性もまた被抑圧者が抑圧から脱しようとする際の罠にはまっているといってよいだろう．ASD 者たちは前者の抑圧者への同化の傾向については気づいていたが，後者についてはシンガーが誠実な批判を展開するまで十分に取り組まれなかったといえる．

そして，このような状況から我々はいかに脱し得るのか．

ファノンは「真の問題は人間を解き放つことなのだ」(Fanon 1951＝1971：31) と言い，人類愛を肯定しそれを損なうものを拒否できるようになることであると言う．ファノンによれば「人間の行動は単に反応的なものではない．それに，反応（reaction）のうちには常に怨恨が混って」おり，「人間世界を作り上げている根本的価値の尊重をあらゆる面で維持しつつ，人間をして作動的（ac-tion-nel）ならしめること」(ibid.：240) が重要である．そのために，ファノンは「他者から人間的行動を要求する権利」と「私のさまざまな選択において私の自由を否認しない義務」(Fanon 1951＝1971：247) を自分に課す．なぜなら「私は私自身の礎」(ibid.：249) だからである．ファノンは「黒人の不幸は奴隷化されたということ」であり「白人の不幸と非人間性はどこかで人間を殺してしまったということである」．そして，「黒人も白人も，原本的なコミュニケーションが生まれ出ずるために，彼ら双方の父祖たちのものであった非人間的な声を振り棄てなければならない」(ibid.) と呼びかける．ファノンは「人間が人間的世界の理想的存在条件を創造することができるのは，自己回復と自己検討の努力によってである．己れの自由の不断の緊張によってである」(ibid.：249-50) と主張し，あくまでも他者によって理想的な世界が創造されるのではなく，自分の手によって為されるものであると述べる．

フレイエは被抑圧者が自らの人間性を回復させるための闘いを「新しいもの

を創造することでもある」(ibid.: 75) と表現した．それは「このプロセスにおいて被抑圧者が観念の上でも現実の場でも，自らが抑圧する側のまねをするのではなく，抑圧者，被抑圧者，双方の人間性を回復しようとする」(ibid.) ときに意味をもつ挑戦である．しかし，これは「抑圧する者とされる者の間の矛盾を乗り越え，そのどちら側にも自由をもたらして，生き生きと生きるような新しい人間」を生み出そうとする「痛みを伴う出産」(ibid.: 84) となる．

さらにこのプロセスの困難さは，「人間化のための闘い，すなわち抑圧者と被抑圧者の間の矛盾を超えていくための闘いを引き受けたそのときから，すべてに責任をもつことが要求される」(ibid.: 124) 点にある．フレイエは人間性の回復のための闘いは，必ず参加者が自ら担わなければならないことを自覚することが必要不可欠であると説く．なぜなら，「放っておいたら自由になったということはないし――自分だけで自由になることはない――だれかが他の人のためにやってあげる，ということもない」(ibid.: 121) ためだ．

興味深いのは，ファノンはこのような抑圧を課すマジョリティの社会は「一切の進化，全身，進歩，発見を禁圧し，固定した方のうちに降下していく社会」(Fanon 1951＝1971: 243) であると既存の社会へ見切りをつけており，「抑圧者と被抑圧者の対立を超えていくことができるのは，被抑圧者である」(op. cit: 101) と，いわゆる「弱者」に期待を寄せている点である．これはシンガーが自身の研究を通じて打ち出そうとした新しい社会と人間のありようを思わせる．

小括

本章では，ASD 史において重要な概念の 1 つである神経多様性概念について，提唱者であるブルーメと特にシンガーの研究を中心に再検討した．本研究は，①神経多様性を支持する人々は ASD 者の一部に過ぎず，代表性がないこと．②神経多様性は「脳の差異」を前提とした還元主義的な主張を行っており，「行動に対する個人の責任を脳に帰することをそらす可能性がある」(Russell 2020: 288) こと．③ブラック・フェミニストとして知られるオードリー・ロードの「主人の道具で，主人の家を解体することは，決してできない」という言葉

第 6 章　神経多様性とは何か　203

を用いて行われた先行研究での批判に対し，神経多様性が最終的にはすべての人の個人差を前提とし，個人の最善の判断を支持する主張であること，シンガーが個人の特に「加害的」な行動に対して厳しい対策を求めていること，神経多様性が既存の社会運動に見られる二項対立の図式に批判的な観点から提唱されたことを明らかにすることで，シンガーの神経多様性論の特異性を提示した．

　シンガーの構想した神経多様性は単純な ASD 者対定型発達者の図式ではなく，自分自身の属性の複雑さを引き受け，葛藤しながら，あえてあいまいな位置に立ち続けるという選択を可能にするための概念であるといえる．シンガーはそのために，母や娘との関係を語ることを通じて自身のなかにある矛盾を詳らかにして見せた．その上で，器質的差異をはじめ，人が「さまざまに異なっている」状態を力強く擁護すべく，神経多様性を打ち出した．さらには，神経多様性がアイデンティティ・ポリティクスの罠に嵌りそうになったときには，厳格な自己批判を展開し神経多様性の運動としての成熟を促そうとした．それは ASD 者であっても「抑圧」をすることを告発する形で行われ，ASD 者以外の人の権利も守り，他人の決定を尊重することが重要であるという，きわめて現実的な問題意識に基づいている．シンガーは自分自身の複雑性にも，ASD 者と関わる人たちに対しても誠実な議論を展開しようとしたのである．そしてこれらの姿勢から，シンガーの主張を，本研究では，ASD 者のためのアイデンティティ・ポリティクスに留まらない，抑圧者と被抑圧者の関係をめぐる議論に位置づけたいと思う．これらの議論のなかで，被抑圧者は，自身を引き裂く矛盾を直視し，ともすると抑圧者に迎合してしまいそうになることや，被抑圧者から抑圧者になりたくなる欲望を抑えながら，責任をもって自分自身の尊厳を，さらには抑圧者の人間性をも回復する役割を主体的に担うことが期待されている．

　シンガーの言説の変遷を踏まえれば，先行研究で行われた批判はある種の誤解に基づいていることも理解できるだろう．なぜシンガーの神経多様性論が二項対立を強調するものとして受け取られたのか．それは，単純にシンガーの博士論文よりもあとの言説が関心をもたれなかったことに加えて，先行研究が二項対立の視点——スペクトラムよりも前の視点からしかシンガーの議論を読み

解けなかったためであると主張したい．神経多様性がさまざまな属性を内包しようとする性質を見落とし，神経多様性が ASD 者と定型発達者の関係のみを論じたものだと表面的に受け取る限り，その解釈もまた二項対立的なものでしかなくなってしまう．また，この誤りは神経多様性を支持する人であっても犯し得るものでもある．

　シンガーが論じた神経多様性は，昔から続いている抑圧者―被抑圧者の関係というテーマの最も新しいサンプルである．この対立は「批判的で自由な，そしてそれゆえに行動をともなうような対話」(Freire 1970＝2018：118) や「単純に，他者に触れ，他者を感じ，みずからに他者を啓示しようと」(Fanon 1951＝1971：249) することで乗り越えられる可能性がある．神経多様性は自閉的であることを題材に，新しい人間の在り方を切り開こうとする意欲的な試みなのである．

結びにかえて

　本書の前半では，ASD をめぐる専門知を検討した．

　定型発達の研究者たちによる自閉症論の分析から，ASD をめぐる，特に本人からの多様な言説生産が可能となるには，ウィングによる対人関係の質という視点を導入することによってなされた自閉症のスペクトラム化が必須であったことが明らかになった．この変更は，医学的な研究が洗練されたというよりは，より多くの人に必要な支援と教育を与えるという実利を求めたウィングの意図が重要だったといえる．

　心理学分野の研究においては，バロン＝コーエンが実験によって自閉症の「異常」は「社会性の障害」であることを視覚化した．この学説は長く自閉症を適切に説明するフレームとして支持されたが，自閉症のスペクトラム化に伴い自閉的な傾向はあるものの困っていない人が現れたことで，バロン＝コーエンもまた自閉性が単なる「異常」という見方を堅持できなくなり学説を修正した点で，スペクトラム化の影響を受けていた．

　専門家はある時点まで自閉症が単に「異常」であるという前提をもっていたが，その「異常」は専門家がもつ「健常者」像やそれに内在するコミュニケーションに関する規範と照らし合わせることで初めて認識可能になるものであったといえる．

　本書の後半では，ASD 者たちの自閉症論を取り扱った．グランディンとシンクレアはどちらも自分自身の自閉的な在り方を語り，また，いわゆる「低機能」とされる人との連続性を感じていた点は共通している．しかし，グランディンとシンクレアの自閉症論の内実は一見対立的である．先行研究でグランディンは ASD からの「回復」を示唆したために ASD をネガティブなものとして語っていると批判され，強力に自閉症者を擁護したシンクレアの方が進歩的であるという見方もあった．しかし，実際は両者の言説の間に優劣があるというよりは，ASD のどの面を見て対処するかの違いであるといって差し支えないように思う．グランディンは確かに大規模な社会運動や社会変革を示唆する

ことはなく，締めつけ機や投薬でASD者個人が心身で感じる苦痛を大幅に軽減させ，理解ある人の下で定型発達的な社会のルールを良く学び，自分のASDとしての「才能」を活かして適応することを選んだ．これは既存の社会のなかで平和に暮らす1つの選択である．シンクレアはこれを良しとせず，社会構造の変更を求め，ASD者が自分の感覚を認めて自立することを呼びかけASD者たちを力づけた．しかし，シンクレアが求める社会を実現するには，周囲の人の意識や実際に暮らす環境などソフトとハード両面での改革が必要となるため，すぐに広く実現することは簡単ではない．そしてグランディンが経済的な自立を果たしたのに対し，シンクレアが常に経済的に困窮していたことからも，両者の選択の差異がうかがえる．

　両者の異質さは他の場面でも見られ，グランディンの動物への深い尊敬と慈悲ゆえに痛みや恐怖のより少ない屠畜器具を制作するという姿勢を，シンクレアは1998年に執筆した「もしあなたが何かを愛しているなら，あなたはそれを殺さない」 "If you love something, you don't kill it" というタイトルのエッセイで，「何かを愛するなら，それを殺すことはない．それを学ぶために押しつぶす箱（squeeze box）で時間を費やす必要はなかった」(Sinclair 1998c) と明確に糾弾した．グランディンは屠畜という産業の現実にうまく適応したが，シンクレアは，動機はどうであれ愛している動物を殺す行為自体を問う．要するに，シンクレアはASD者のために理想を掲げた革命家であり，グランディンはASD者として今の現実を最大限生きる人なのである．このように異なる主張が同時代に世に出たことは，ASDの多様性と複雑さ，そしてそこに内在する可能性を証するものである．

　シンガーは，グランディンとシンクレアの言説にも見出だすことが可能な二項対立の図式を，スペクトラムの概念を導入することで統合し得るものとして神経多様性を提唱した．より多くの人の在り方を受け入れるよう社会変革は必須だが，周囲がどんなによく対応したとしても影響を受けない，生まれながらに「配線」された本人の特徴を認めることも重要である．これはどちらかが優越するのではなく，両面でバランスを取る必要がある．ASDは多様な人々が所属する巨大なグループであり，同じ診断を受けていたとしても，各人の状態や置かれた環境，目指すものは多様である．究極的には，定型発達や非定型発達を問わず人はそれぞれ異なっているという前提から出発する神経多様性のも

とでは，それぞれの人が自分自身を見極めてそのとき最善の選択を行うことを奨励され，たとえ同じ自閉症者同士だったとしても他者に何かしらのありようを強要したり，他者の選択を非難したりすることは抑止される．どの規範をどの程度採用するかは他者を害さないならば個人の判断に委ねられ，何かを前提することなく，必要があれば説明し本人に尋ねることが望ましい態度となる．

自閉症者たちは定型発達的なコミュニケーションがうまくできないために「異常」と見なされていた．しかし，自閉症者たちが自分たちの経験を語るようになったことで，同じ人間同士でも五感などの感覚処理がそもそも違っていることや，似た者の間でしか機能しない「共感」の限界などが指摘され，互いが想像もできないほどにまったく異なっているかもしれないという地点から出発するコミュニケーションの必要性が新たに「発見」されたのが，神経多様性ではないだろうか．そのような神経多様性を，単に定型発達的な在り方に対抗する思想として理解することは，自由な対人交流の可能性をむしろ狭めてしまうだろう．自閉症者たちが主張してきた何らかの前提に依らないコミュニケーションは，ある程度の手間と忍耐が必要となる．しかし自閉症者に限らず，すべての人が自分自身の在り方を見つめ，そのとき関わる他者と必要に応じて調整を行うことが，これからの共生社会における基本的な態度ではないだろうか．

本研究の意義と今後の課題

本研究の意義は次の3点である．第1にASDに関する研究や著作物を，コミュニケーションの問題や柔軟性の欠如として認識される「逸脱」に対する言説として読み直すことで，各分野のアクターのもつ障害観を比較・検討し，分野横断的な自閉症論を構築したことである．第2に，ASD論が常に対照となる「健常者」論と共に現れることを分析から明らかにし，ASD論と共に作られた「健常者」規範を提示したことである．第3に，自閉症のスペクトラム化によって生じた多様なASDに関する語りを比較・検討し，神経多様性という概念はこれまでの二元論を前提とした理解ではなく，スペクトラムとして積極的にあいまいであることや両義的なものとして分析される必要があることを明

らかにした.

　さらに，過去の研究や各アクターの動向を言説が生産された当時の文脈に着目して分析し，ASD をめぐる今日的なポリティクスの展開を論じたことで，社会学的な自閉症研究を拡充するものである．また，二元論をあいまいさによって超越しようとする神経多様性の思想の特異性を明示したことは，他の社会運動論やアイデンティティ・ポリティクスに関する研究においても応用が期待される．

　本研究の限界として，自閉症をめぐる言説の大まかな関係およびその変化を素描することを目的としたため，分析の対象とした論者が限定的であることがまず挙げられる．特に先行研究でも指摘されていた，ASD のなかでも「低能力」といわれるなど，多くのサポートを必要とするために言説生産に積極的に関与できない人々については，断片的にしか言及することができなかった．ASD 者の間で起きた「能力」に関する論争や自閉症文化のメンバーシップの問題を考えることは，ASD 者にとって望ましい教育・支援やより多くのサポートを必要とする ASD 者の社会参加を促進するためにも重要である．

　また，本研究が分析の対象とした言説は英語圏で生産されたものである．ASD が文化的規範や慣習の影響を受けるものである以上，本研究で得られた知見が他の文化圏で展開される自閉症論にそのまま適用できるとは限らない．たとえば，日本における自閉症論の変化および神経多様性の受容については，今後，別途分析したい．

　そして，本書では ASD のみを議論のテーマとして扱ったが，神経発達障害に限っても知的障害，注意欠陥・多動性障害，極限性学習障害など多数の障害が含まれている．神経多様性は ASD 分野で創発した思想ではあるが，今日他の発達障害への適用を見込むものとして理解されている．神経多様性を促進するうえで，本研究で得られた知見が他の発達障害どのように関係するかについては改めて検討する必要がある．この課題に付随して，本研究は分析枠組みとして障害学分野の理論を援用しているが，他の身体および精神障害と ASD の差異についてはまったく論じることができなかった．今回抽出した神経多様性の特徴が他の障害におけるアイデンティ・ポリティクスやセルフ・アドボカシーに比してどのように位置づけられるのかについても，今後明らかにしていきたい.

あ と が き

　本書は，2023年10月に立命館大学大学院先端総合学術研究科に提出した博士学位請求論文「開かれる自閉——医者・心理学者・当事者のポリフォニー」がもとになっている．自閉症が自閉症でない人たちによってどのように考えられてきたのか，「問題」と見なされた人たちがどのように自分の体験を語り反論したのか，今日わたしが自閉症を名乗ることはどのようにして可能になったのかが知りたくて，本当に大雑把ではあるけれども，流れを追いかけてきた．

　本書の執筆にあたって，たくさんの方にお世話になった．まずは，主査の美馬達哉先生に心より感謝を申し上げます．美馬先生はとても寛容で，普段は好きにさせてくれ，絶好のタイミングで必ず助けてくれた．何よりもわたしの散らかった話を面白がって聴いてくれる．わたしはとてもムラがあり真面目な院生ではなかったが，そんなわたしが最後まで博士論文を書き切り，今も「研究」とつながり続けていられるのは，偏に美馬先生のたくみなご指導とやさしさのおかげである．

　副査を務めていただいた故・立岩真也先生，小泉義之先生，マーティン・ロート先生，京都大学大学院人間・環境学研究科准教授の松本卓也先生にも，厚くお礼申し上げます．立岩先生には入学時にお世話になった．立岩先生は大きな樹のような人で，立岩先生を中心に院生が集う先端研が大好きだった．なんとなく「不滅」だと思い込んでいたので，昨年亡くなられたのが全然信じられない．しかし，今もほかの人たちの意義深い研究の数々に立岩先生の「不滅」を強く感じている．小泉先生にも，一年生の頃から本当にたくさん厳しく温かいご指導をいただいた．博士論文のもとになる研究計画を書いていたとき，ただ知りたい以上の動機が見つけられないわたしに「きちんと勉強して書きなさい」と言ってくださったことで，救われました．ロート先生には急遽副査を務めていただき，本当に丁寧なコメントをたくさんいただいた．特に，最初「神経多様性についての社会学的研究」のような無味乾燥なタイトルにしようとしていたのを力強く止めていただいたことで，今のかっこいいタイトルをつ

けることができた．松本先生にも，有意義なコメントを多数頂戴し，内容をより充実させることができた．自閉症に関してたくさんのすばらしい研究をされている松本先生に査読していただいて，誇らしいです．また，松原洋子先生にも一年生のときからさまざまなお作法を教えていただいた．松原先生はお茶目で，お忙しいのにいつも素敵な格好をしていた．先端研の先生方には長きに渡って成長を見守っていただいた．

　先端研で関わってくださったみなさんにもお礼を言いたい．私の同級生は個性的で，それぞれやりたいことをしっかりともっていて，それでいて，オープンになんでも議論できた．それだけでなく，休日も一緒に出かけるなど，大人になってからいい友人ができたのは思いがけずうれしい出来事だった．大学院生活をなんとか乗り越えられたのは，先端研の仲間の惜しみない助力のおかげである．そして，事務のみなさんにもたくさんのサポートをいただいた．わたしは先端研で本当にのびのび過ごせた．

　また，ハークの故・杉浦類美子先生を忘れたことはない．中学生の頃，周りの子が興味をもつことに興味がもてない自分のことをバカだと思ってすっかり参っていたわたしを「あなたはバカじゃない．他の人と興味が違うの．頑張って大学に行きなさい，そうしたら大丈夫になるから」と力強く励ましてくれた．大人が自分の話をきちんと聞いてくれたことは，同級生とうまくいかないわたしにとって救いだった．類美子先生は残念ながらわたしが大学に進学してすぐ亡くなってしまった．最後に会った類美子先生は真っ白でうつくしくて，もう死んでしまうのだとはっきりわかった．誰にでも何かある思春期を無事泳ぎきれたのは，類美子先生のおかげです．

　南山大学では，中島靖次先生に大変お世話になった．中島先生とはまったく予想していない形で出会い，ご指導いただくことになった．哲学とああ言えばこう言うわたしの理屈っぽさはよく合って，楽しく学んだ．中島先生の下で，本をよく読み，自分の意見を主張する楽しさを知った．恐る恐る大学院を受験しようと思っていると伝えたら「実は，僕からは言えなかったけど，大学院に行けばいいのにと思っていたんだよ！」と喜んでくれたし，わたしが自然にしていることが「研究」なのだと力説してくれた．先端研へ行くことを勧めてくれたのも中島先生だった．「きみには自由で新しい方がいい！」．わたしのユ

ニークさに価値があることを知ったのは先生との対話を通じてだった．中島先生の情熱的な教育のおかげでわたしは自分の道が拓けた．

　私生活では，吉濱ツトムさんに大変助けられた．吉濱さんはわたしが知る限り最も健やかな自閉症者のひとりだ．吉濱さんは「奇妙」で賢くて，自閉的だが人間愛にあふれていてとてもやさしい．人生で初めて「共感」されていると感じたのは，吉濱さんと話したときだった．吉濱さんの静かな感じに触れていると自分のなかの「自閉」が開く感じがして，本当に安心した．吉濱さんから自閉症者として自分らしく健やかに生きる術を教えていただいたおかげで，無事生活ができるようになり，博士論文まで書くことができた．

　心の師であるテンプル・グランディンにもお礼を言いたい．グランディンは自閉症に生まれることが一生の終わりを意味した時代に，「自閉症でもできる」と力強く言い切ってやってみせた人だ．グランディンの自伝を読んで，「わたしはテンプル・グランディンに比べたら心身の状態もよく，差別も少ない時代に生きているのだから，頑張ろう」と素直に思えた．残念ながら，今は自閉症に関して悲しいメッセージを受け取る機会も多い．わたしはグランディンの勇気を知っていたので，くじけずに済んだ．これはとても幸運だった．

　わたしをいつも変わらず応援し続けてくれている家族にも心から感謝している．家族はずっとわたしを「ユニークな子」として育ててくれ，わたしが苦しんでいるとき，わからないながらに手を尽くしてくれた．わたしは家族を愛しているし，家族ほどわたしを愛してくれている人は他にいないと確信している．しかし，そんな両親とも時に激しくすれ違い，互いに苦しい時間を過ごさなければならなかった．母はわたしが自閉症と診断されたとき，もっと早くわかっていればもっとよく接してあげられたのではないかと心を痛めていたし，わたしは若い母がどんな思いで「育てにくい」わたしと向き合っていたかを考えると涙が出そうになる．わたしにとって自閉症者とその家族の関係をよりよいものにすることが絶対に大切なのは，わたしと家族の体験に由来している．本来もっとよい関係を築ける人同士がむやみに傷つけあうことがないよう，できることはもっとたくさんあるはずだ．

　晃洋書房の井上芳郎さんには，院生の頃からわたしの研究を気にかけていただいた．もったいないほど熱心にわたしの文章を読み込んで，意を汲み取ろう

としてくださった．頑固なわたしに辛抱強くご協力いただいた．共同印刷工業営業部の東滝生さんや装幀をしていただいた谷本豊洋さんたちにも，新人の癖に随分ご無理を申し上げた．しかし，外観からも，本書の力強さを感じていただけると確信している．お心遣いに感謝いたします．

　ここに書ききれなかったが，日々たくさんの方にお力添えいただき，感謝の念に堪えません．みなさん，いつもありがとうございます．

　このように，さまざまな幸運に恵まれたわたしは，最近「自閉症」で苦しんでいない．しかし，わたしは相変わらず自閉症だ．わたしは論文を書けるが，部屋はよく足の踏み場がなくなる．わたしは学会で発表できるが，「人があえて言わないことをわざわざ大声で言う」ときがある．わたしは発達障害児と結構うまく関われるが，興味のない話にすごく適当な相槌をしてよく人をがっかりさせている．これは「自閉症」のせいかもしれないし，「わたし」のせいかもしれない．わたしはそれを分けることができない．自閉症とわたしは溶け合っている．わたしにはいいところと悪いところがあり，できることとできないことがあり，うまくいくときもあればいかないときもある．いずれにせよ，かつてわたしのすべてに感じられた「自閉症」は，実は「わたし」の一部に過ぎなかった．

　数年前から，気懸りだったより多くの助けを必要とする障害児（もちろん成人もいる）たちと関わるようになった．わたしもまた自分でも気づかない形で「障害」に偏見をもっていて，それによって自分自身も苦しんでいたのだが，子どもたちと関わるうちに，ただ「この子」として受容するようになっていた．言葉が話せないとか，わからないことが多いとか，困りごとはいくらでもある．しかし，そのような側面も含めて「この子」と一緒に過ごすことは十分に可能だと教えられた．もしかしたら，わたしの一番の先生かもしれない．博士論文を投げ出したくなることは何度もあって，それでも一応書いておこうと思い直したのは，「この子」たちのおかげだ．単純に，擁護する人間は多い方がいい．

　「開かれる自閉」は，言葉遊びのようだけれども，本当にそうだと思っている．自閉症でなくなることによってではなく，自閉症のままで，人とつながり，社会のなかで生きていくことだ（「ふつう」の人にとって馴染みある，期待し

ている形ではないかもしれないけれど）．そして，自閉症者もまた，自分を開いていく必要がある．自分の自閉的な一面を理解し，大切にし，挑戦することで，可能性は開かれる．それを可能にするシステムや実践を今後も考えていきたい．

わたしの研究は自閉症を擁護することを目的に始まったが，今では，自閉症に限らず，その人がその人らしく在り，必要な助けを得られる社会を望んでいる．現在はまだ「自閉症」と「定型発達」が対立しているように語られがちだけれども，自閉症者にも定型発達者それぞれに強みと弱みがあり，自閉症者が誰かを助けることもあるだろうし，定型発達でも助けを必要としている人はたくさんいると思う．

わたしの研究の現在の到達点は，二元論を超えた世界を指し示している．スペクトラムな見方が遍く広まれば，いずれ「自閉」は特徴を示すただの言葉になる．もしかしたら忘れられるかもしれない．まだ形はわからないけれど，今よりも開かれた社会の到来をわたしは感じている．みなさんも感じてくださったなら，とてもうれしい．

本研究は JSPS 科研費19J13034 の助成を受けたものです．また，本書は2023年度秋学期立命館大学大学院博士課程後期課程博士論文出版助成制度の助成を受けて刊行されます．記して感謝申し上げます．

　　　2025年1月29日　　　　　　　　　　　　　　　髙木美歩

参 考 文 献

American Psychiatric Association, 2013, *Diagnostic and Statistical Manual of Mental Disorders : DSM-5,* Washington D. C.: American Psychiatric Association.（2014, 髙橋三郎・大野裕監訳『DSM-5 精神疾患の診断・統計マニュアル』医学書院.）

Anspach, R., 1979, "From stigma to identity politics: Political activism among the physically disabled and former mental patients," *Social Science and Medicine*, 13A: 765-73.

Armstrong, T., 2011, *The Power of Neurodiversity : Unleashing the Advantages of Your Differently Wired Brain, Boston*: Da Capo Lifelong Books.

Autistic Self Advocacy Network, 2023, "Our Motto: What is "Nothing About Us Without Us"?," Autistic Self Advocacy Network,（Retrieved September 27, 2023, https://autisticadvocacy. org/about-asan/what-we-believe/#what-is-neurodiversity).

Baron-Cohen, S., 1989a, "The Autistic Child's Theory of Mind: a Case of Specific Developmental Delay," *Journal of Child Psychology and Psychiatry*, 30: 285-97.（1996, 全智奈・門眞一郎訳「自閉症児の心の理論——特異的発達遅滞説」髙木隆郎・M ラター・E ショプラー編『自閉症と発達障害研究の進歩 1997/Vol. 1』日本文化科学社, 48-60.）

————, 1989b, "Perceptual role taking and protodeclarative pointing in autism," *British Journal of Developmental Psychology*, 7: 113-127.

————, 1990, "Autism: A Specific Cognitive Disorder of 'Mind-Blindness'," *International Review of Psychiatry*, 2: 81-90.

————, 1995, *Mindblindness : An Essay on Autism and Theory of Mind,* Cambridge: The MIT Press.（2002, 長野敬・長畑正道・今野義孝訳『自閉症とマインド・ブラインドネス』青土社.）

————, 2003, *The Essential Difference : the truth about the male and female brain,* New York: Basic Books.（2005, 三宅真砂子訳『共感する女脳, システム化する男脳』NHK 出版.）

Baron-Cohen, S., A. Leslie & U. Frith, 1985, "Does the Autistic Child Have a 'Theory of Mind'?," *Cognition*, 21: 37-46.（1996, 全智奈・門眞一郎訳「自閉症児には『心の理論』があるか？」髙木隆郎・M ラター・E ショプラー編『自閉症と発達障害研究の進歩 1997/Vol. 1』日本文化科学社, 41-7.）

Baron-Cohen, S. & P. Cross, 1992, "Reading the Eyes: Evidence for the Role of Perception in the Development of a Theory of Mind," *Mind and Language*, 7（1-2）: 172-186.

Baron-Cohen, S., S. Wheelwright, R. Skinner, J. Martin & E. Clubley, 2001, "The autism-spectrum quotient （AQ）: evidence from Asperger syndrome/high-functioning autism, males and females, scientists and mathematicians," *J Autism Dev Disord*, 31(1): 5-17.

Baron-Cohen, S. & S. Wheelwright, 2003, "The Friendship Questionnaire: an investigation of adults with Asperger syndrome or highfunctioning autism, and normal sex differences," *J Autism Dev Disord*, 33(5)：509-17.

Baron-Cohen, S., J. Richler, D. Bisarya, N. Gurunathan & S. Wheelwright, 2003, "The systemizing quotient：an investigation of adults with Asperger syndrome or high-functioning autism, and normal sex differences," *Philos Trans R Soc Lond B Biol Sci*, 358（1430）：361-74.

Baron-Cohen, S. & S. Wheelwright, 2004, "Empathising and systemising in adults with and without Asperger Syndrome," *J Autism Dev Disord*, 34(3)：301-10.

Baron-Cohen, S., H. Tager-Flusberg and D. Cohen eds., 1993, *Understanding Other Minds：Perspective from Autism,* Oxford：Oxford University Press.（1997，田原俊郎監訳『心の理論——自閉症の視点から（上・下）』八千代出版.）

Baumer, N., & J. Frueh, 2021, "What is neurodiversity？," Harvard Health Publishing,（Retrieved April 10, 2023, https://www.health.harvard.edu/blog/what-is-neurodiversity-202111232645）.

Blume, H., 1997, "Autistics, freed from face-to-face encounters, are communicating in cyberspace" the New York Times （Retrieved March 2, 2023, https://www.nytimes.com/1997/06/30/business/autistics-freed-from-face-to-face-encounters-are-communicating-in-cyberspace.html）

──────, 2023, "Autism & The Internet" or "It's The Wiring, Stupid"（Retrieved March 2, 2023, https://web.mit.edu/comm-forum/legacy/papers/blume.html）

Colman, M., 2001, *Dictionary of Psychology,* Oxford：Oxford University Press.（2004，藤永保・仲真紀子監訳『心理学辞典』丸善株式会社.）

Conrad, P., [1976] 2006, *Identifying Hyperactive Children：The Medicalization of Deviant Behavior Expanded Edition,* London：Routledge.

Danziger, K., 1997, *Naming the Mind：How Psychology Found its Language,* London：Sage Publications.（2005，河野哲也監訳『心を名づけること——心理学の社会的構成 上』勁草書房.）

Dekker, M., 2010, "independent living on the autistic spectrum,"（Retrieved February 23, 2023, https://inlv.org/inlv-historic.html）.

──────, 2023, "A correction on the origin of the term 'neurodiversity'"（Retrieved October 11, 2023, https://www.inlv.org/2023/07/13/neurodiversity-origin.html）.

Ehrenreich, B., & J. McIntosh, 1997, "The New Creationism：Biology Under Attack,"（Retrieved October 11, 2023, http://cogweb.ucla.edu/Debate/Ehrenreich.html）.

Evans, B., 2013, "How Autism Became Autism：The Radical Transformation of a Central Concept of Child Development in Britain," *History of the Human Sciences*, 26(3)：3-31.

Eyal, G., Hart, B., Oncular, E., Oren, N. & Rossi, N., 2010, *The Autism Matrix：the Social Origins of the Autism Epidemic,* Cambridge：Polity.

Fanon, F., [1951] 1971, *Peau Noire, MasQues Blanc.*（海老坂武・加藤晴久訳，1998，『黒い皮膚・白い仮面』みすず書房.）

Freire, P., [1970] 1993, *Pedagogia do Oprimido*.（三砂ちづる訳，2018，『被抑圧者の教育学 50 周年記念版』亜紀書房.）

Gerland., G., 1997, A Real Person : Life on the Outside, Chicago : Souvenir Press.（ニキリンコ訳，2000，『ずっと普通になりたかった』花風社.）

Grandin, T., 1995, *Thinking in Pictures,* New York : Doubleday Religious Publishing Group.（1997，カニングハム久子訳『自閉症の才能開発——自閉症と天才をつなぐ環』学習研究社.）

———, 2008, *The Way I See It : A Personal Look at Autism & Asperger's,* Texas : Future Horizons, Inc.（2010，中尾ゆかり訳『自閉症感覚―かくれた能力を引きだす方法』NHK 出版.）

Grandin, T., & M. Scariano, 1986, *Emergence : Labelled Autistic,* California : Arena Press. （1993，カニングハム久子訳『我，自閉症に生まれて』学習研究社.）

Hacking, I., 2007, "Kinds of People : Moving Targets," *Proceedings of the British Academy*, 151 : 285-318.

———, 2009, "Autistic Autobiography" *Phil Trans. R. Soc. B*, 364 : 1467-73.

Happé, F., 1994, *Autism : An Introduction to Psychological Theory,* London : UCL Press.（1997，石坂好樹・神尾陽子・田中浩一郎・幸田有史訳『自閉症の心の世界——認知心理学からのアプローチ』星和書店.）

Hollin G., 2020, "Within a single lifetime : Recent writings on autism," *History of the Human Sciences*, 1-12.

星野仁彦，2007，「微細脳損傷・微細脳機能障害の今日的意義」『現代のエスプリ——スペクトラムとしての軽度発達障害 I』474：70-9.

Houting, den J., 2019, "Neurodiversity : An insider's perspective," *Autism*, 23(2)：271-3.

石坂好樹，1996，「《展望》自閉症と「心の理論」——自閉症は心を読めないか」高木隆郎・M ラター・E ショプラー編『自閉症と発達障害研究の進歩 1997/Vol. 1』日本文化科学社，3-21.

———，2010，「自閉症概念の歴史的変遷」『児童青年精神医学とその近接領域』51(3)：296-312.

市野川容孝，2012，「障害（障がい）——生命倫理への批判的視座」シリーズ生命倫理学編集委員会編『生命倫理の基本概念』丸善出版，108-23.

Jaarsma, p., & S. Welin, 2012, "Autism as a natural human variation : reflections on the claims of the neurodiversity movement," *Health Care Anal.*, 20(1)：20-30.

Joseph, Robert M., 1999," Neuropsychological Frameworks for Understanding Autism," International *Review of Psychiatry*, 11(4)：309-24.

門眞一郎，2000，「要点と解説」高木隆郎・M ラター・E ショプラー編『自閉症と発達障害研究の進歩 2000/vol. 4 特集 アスペルガー症候群』星和書店，102-3.

Kanner, L., 1944, "Early infantile autism," The Journal of Pediatrics, 25：211-217.

———，1973, *Childhood Psychosis : Initial Studies and New Insights,* Washington D. C.: V. H.

Winston & Sons.（2001，十亀史郎・斉藤聡明・岩本憲訳『幼児自閉症の研究』黎明書房.）

片桐正善，2011，「自閉症の定義における『社会』概念の変遷について——スペクトラム概念の可能性に照準して」『応用社会学研究』53：171-86.

川本玲子，2009，「物語ることへの抵抗——自閉症者の自伝を読む」『言語社会』3：128-46.

久保紘章，2004，『英国自閉症研究の源流』相川書房.

小泉義之，2014，「人格障害のスペクトラム化」『現代思想』42(8)：144-63.

————，2015，「自閉症のリトルネロへ向けて」『現代思想』43(9)：86-99.

Mesibov, G., L. Adams & E. Schopler, 2000, "Autism: A Brief History," *Psychoanalytic Inquiry*, 20(5)：637-47.

美馬達哉，2013，「脳多様性論」『情況 第四期』2(6)：81-99.

内藤美加，2011，「"心の理論" の概念変化——普遍性から社会文化的構成へ」『心理学評論』54(3)：249-63.

中村和生・浦野茂・水川喜文，2013，「『心の理論』と社会的場面の理解可能性——自閉症スペクトラム児への療育場面のエスノメソドロジーにむけて」『年報社会学論集』26：159-70.

Oliver, S., 1995, "foreword," Thinking in Pictures, New York: Doubleday.（1997，カニングハム久子訳『自閉症の才能開発——自閉症と天才をつなぐ環』学習研究社，9-17.）

Ortega, F., 2009, "the Cerebral Subject and the Challenge of Neurodiversity," *BioSocieties*, 4(4)：425-45.

Plummer, K., 2001, *Documents of Life 2,* California: SAGE Publications Ltd.

Premack, D., and G. Woodruff, 1978, "Does the Chimpanzee Have a Theory of Mind?," *Behavioral and Brain Sciences*, 1(4)：515-26.

Pripas-Kapit, S., 2020, "Historicizing Jim Sinclair's "Don't Mourn for Us": A Cultural and Intellectual History of Neurodiversity's First Manifesto," S. Kapp ed. *Autistic Community and the Neurodiversity Movement: Stories from the Frontline,* Singapore: Palgrave Macmillan, 23-39.

Runswick-Cole, K., 2014, "'Us' and 'them': the limits and possibilities of a 'politics of neurodiversity' in neoliberal times," *Disability & Society*, 29(7)：1117-29.

Russell, G., 2020, "Critiques of the Neurodiversity Movement," S. Kapp ed. *Autistic Community and the Neurodiversity Movement: Stories from the Frontline,* Singapore: Palgrave Macmillan, 287-303.

Rutter, M. & L. Lockyer, 1967, "A five to fifteen year follow-up study of infantile psychosis. I. Description of sample" *Br J Psychiatry*, 113(504)：1169-82.

Rutter, M., and E. Schopler eds., 1978, *Autism: A Reappraisal of Concepts and Treatment,* New York: Plenum Press.（1982，丸井文男監訳『自閉症——その概念と治療に関する再検討』黎明書房.）

Rajendran, G. & P. Mitchell, 2007, "Cognitive theories of autism," *Developmental Review*, 27：224 -60

Rutter, M., & E. Schopler, 1978, *Autism : a Reappraisal of Concepts and Treatment,* New York：Plenum Press.（1982，丸井文男監訳『自閉症——その概念と治療に関する再検討』黎明書房.）

齋木潤, 2014, 「認知 総説」下山晴彦・大塚雄作・遠藤利彦・齋木潤・中村知靖編『誠信心理学辞典 新版』誠信書房, 102-3.

People First of California, 2023a, "History of People First California," People First of California, INK., （Retrieved June 21, 2023, https://www.peoplefirstca.org/history）.

―――, 2023b, "People First of California Philosophy," People First of California, INK., （Retrieved June 21, 2023, https://www.peoplefirstca.org/philosophy）.

Self Advocate Net, 2023, "History of the Self-Advocate Movement" Self Advocate Net, （Retrieved June 21, 2023, https://selfadvocatenet.ca/our-history/）.

Shorter, E., 2005, *a Historical Dictionary of Psychiatry,* U. K.: Oxford University Press.（2016, 江口重幸・大前晋監訳『精神医学 歴史辞典』みすず書房.）

Silberman, S., 2015, *Neurotribes : the Legacy of Autism and the Future of Neurodiversity,* New York：Avery Publishing.（2017, 正高信男・入口真夕子訳『自閉症の世界―多様性に満ちた内面の真実』講談社.）

Sinclair, J., 1988a, "Some Thoughts About Empathy," Jim Sinclair's Web Site, （Retrieved December 27, 2021, https://web.archive.org/web/20090321213935/http://web.syr.edu/˜jisincla/empathy.htm）.

―――, 1988b, "I built a bridge," Jim Sinclair's Web Site, （Retrieved December 27, 2021, https://web.archive.org/web/20090321213935/http://web.syr.edu/˜jisincla/empathy.htm）.

―――, 1992a, "Bridging the Gaps : an Inside-Out View of Autism （Or, Do You Know What I Don't Know ?），" Jim Sinclair's Web Site, （Retrieved December 27, 2021 https://web.archive.org/web/20080919074006/http://web.syr.edu/˜jisincla/bridging.htm）.

―――, 1992b, "What Does Being Different Mean ?," Jim Sinclair's Web Site, （Retrieved December 27, 2021, https://web.archive.org/web/20090516005751/http://web.syr.edu/˜jisincla/different.htm）.

―――, 1993, "Don 't Mourn for Us," Jim Sinclair's Web Site, （Retrieved December 27, 2021, https://web.archive.org/web/20090123205011/http://web.syr.edu/˜jisincla/dontmourn.htm）.

―――, 1995a, "Medical Research Funding ?," Jim Sinclair's Web Site, （Retrieved December 27, 2021, https://web.archive.org/web/20081016043322/http://web.syr.edu/˜jisincla/research.htm）.

―――, 1995b, "Why I dislike "person first" language," Jim Sinclair's Web Site, （Retrieved December 27, 2021, https://web.archive.org/web/20090210190652/http://web.syr.edu/˜jisincla/

person_first. htm).

————, 1998a, "Is "Cure" a Goal ?," Jim Sinclair's Web Site, (Retrieved December 27, 2021, https://web. archive. org/web/20090331054458/http://web. syr. edu/~jisincla/cure. htm).

————, 1998b, "A Note about Language and Abbreviations Used on This Site," Jim Sinclair's Web Site, (Retrieved December 27, 2021, https://web. archive. org/web/20090212235248/http://web. syr. edu/~jisincla/language. htm).

————, 1998c, "If you love something, you don't kill it," Jim Sinclair's Web Site, (Retrieved December 27, 2021, https://web. archive. org/web/20081020061906/http://web. syr. edu/~jisincla/killing. htm).

————, 2005, "Autism Network International: the Development of a Community and Its Culture," Autism Network International, (Retrieved June 6, 2023, https://www. autreat. com/History_of_ANI. html).

————, 2010, "Cultural Commentary: Being Autistic Together," Disability Studies Quarterly, 30(1), (Retrieved June 22, 2023, https://dsq-sds. org/index. php/dsq/article/view/1075/1248).

Singer, Judy, 1998, "Odd People In: The Birth of Community Amongst People on the "Autistic Spectrum""

————, 1999, "Why Can't You be Normal for Once in Your Life ?," M. Corker & S. French eds., *Disability Discourse,* Open University Press, 59-67.

————, 2003, "When Cassandra was Very, Very Young" K. Rodman ed., *Asperger Syndrome and Adults … Is Anyone Listening ? : Essays and Poems by Spouses, Partners and Parents of Adults with Asperger Syndrome,* London: Jessica Kingsley Publishers, 84-90.

————, 2007, "Light and Dark: Correcting the Balance" Judy Singer's Neurodiversity Homepage (Retrieved April 10, 2023, https://web. archive. org/web/20070310121441/http://www. neurodiversity. com. au: 80/)

————, 2023, "Neurodiversity: Definition and Discussion" Reflections on Neurodiversity (Retrieved April 10, 2023, https://neurodiversity2. blogspot. com/p/what. html)

杉野昭博, 2007, 『障害学——理論形成と射程』東京大学出版会.

髙木美歩, 2018, 「「自閉症」研究における認知と社会性の多義性」『Core Ethics』18：111-121.

髙木隆郎, 2009, 「第 1 章 児童分裂病と早期幼児自閉症」髙木隆郎編『自閉症——幼児期精神病から発達障害へ』星和書店, 1-8.

竹中均, 2008, 『自閉症の社会学——もう一つのコミュニケーション論』世界思想社.

立岩真也, 2014, 『自閉症連続体の時代』みすず書房.

冨田真紀, 2009, 「訳者あとがき」ウタ・フリス『新訂 自閉症の謎を解き明かす』東京書籍, 396-9.

Verhoeff, B., 2013, "Autism in flux: a history of the concept from Leo Kanner to DSM-5," *History of Psychiatry*, 24(2): 442-58.

Wimmer, H., and J. Perner, 1983, "Beliefs about Beliefs: Representation and Constraining Function of Wrong Beliefs in Young Children's Understanding of Deception," *Cognition*, 13(1): 103-28.（1996, 内藤美加訳「信念に関する信念—年少児のだましの理解における語信念の表象と制約機能」高木隆郎・E.・ショプラー・M.・ラター編『自閉症と発達障害研究の進歩 1997/Vol. 1』日本文化科学社, 22-40.）

Wing, L., 1964, *Autistic Children,* London: the National Association for Mental Health in Co-operation with the National Society for Autistic children.（四国学院大学自閉症研究グループ訳, 1977,『自閉症児との接し方』ルガール社.）

————, 1971, *Autistic Children : a Guide for Parents,* United Kingdom: Constable & Co Ltd.（中園康夫・久保紘章訳, 1975,『自閉症児——閉ざされた心を開くために』川島書店.）

————, 1980, *Autistic Children : a Guide for Parents 2nd edition,* United Kingdom: Constable & Co Ltd.（中園康夫・久保紘章訳, 1980,『新訂増補 自閉症児——親のためのガイドブック』川島書店.）

————, 1981, "Asperger's syndrome: a clinical account," *Psychological Medicine*, 11(1): 115-29.（門眞一郎訳, 2000,「アスペルガー症候群：臨床的知見」高木隆郎・M ラター・E ショプラー編『自閉症と発達障害研究の進歩 2000/vol. 4 特集 アスペルガー症候群』星和書店, 102-20.）

————, 1990, "What is autism?," K. Ellis ed., *Autism : Professional Perspectives and Practice,* New York: Springer, 1-24.（久保紘章・井上哲雄監訳, 1997,「自閉症とは何か」『自閉症——幼児期から成人期まで』ルガール社, 11-43.）

————, 1996, *The Autistic Spectrum : a Guide for Parents and Professionals,* United Kingdom: Constable & Co Ltd.（久保紘章・佐々木正美・清水康夫監訳, 1998,『自閉症スペクトル——親と専門家のためのガイドブック』東京書籍.）

————, 1997a, "The autistic spectrum," *THE LANCET*, 350: 1761-6.

————, 1997b, "History of ideas on autism: Legends, myths and reality," *Autism*, 1(1): 19-20.（久保紘章訳, 2001,「翻訳 自閉症に関する考え方の歴史」『現代福祉研究』73-85.）

————, 2000, "Past and Future of Research on Asperger Syndrome," A. Klin, F. Volkmar & S. Sparrow eds., *Asperger Syndrome,* New York: the Guilford Press, 418-32.（山崎晃資監訳, 2008,「アスペルガー症候群に関する研究の過去と未来」『総説 アスペルガー症候群』明石書店, 561-81.）

————, 2005, "Reflections on Opening Pandora's Box," *Journal of Autism and Developmental Disorders*, 35(2): 197-203.

Wing, L. & J. Gould, 1979, "Severe impairments of social interaction and associated abnormalities in children: Epidemiology and classification," *Journal of Autism and Developmental Disorders*, 9

（1）：11-29.（新澤信子訳，1998，「子どもの対人交流の重度の障害とそれに関係する異常性について：疫学と分類」高木隆郎・M ラター・E ショプラー編『自閉症と発達障害研究の進歩 1998/vol. 2 特集 遺伝と疫学』日本文化科学社，59-72.）

《著者紹介》

髙 木 美 歩（たかぎ　みほ）
　　立命館大学大学院先端総合学術研究科一貫制博士課程修了
　　専門は医療社会学，博士（学術）

主要業績
　「消え去る媒介者としての「軽度発達障害」」立命館大学大学院先端総合学術研究科『Core Ethics
　　　コア・エシック』vol. 15：85-96（2019）
　「心理学分野の自閉症スペクトラム障害研究における障害観の変化と揺らぎ」立命館大学大学院
　　　先端総合学術研究科『Core Ethics コア・エシックス』vol. 16：121-131（2020）
　「「カサンドラ現象」論──それぞれに「異質」な私たちの間に橋を架けること」『狂気な倫理』
　　　第2章（晃洋書房，2022）

開かれる自閉
──医者・心理学者・当事者のポリフォニー──

2025年3月30日　初版第1刷発行　　＊定価はカバーに
　　　　　　　　　　　　　　　　　　表示してあります

著　者　髙　木　美　歩ⓒ

発行者　萩　原　淳　平

印刷者　江　戸　孝　典

発行所　株式会社　晃　洋　書　房
〒615-0026　京都市右京区西院北矢掛町7番地
電話　075（312）0788番代
振替口座　01040-6-32280

装幀　谷本豊洋　　　　印刷・製本　共同印刷工業㈱
ISBN978-4-7710-3920-9

JCOPY 〈（社）出版者著作権管理機構　委託出版物〉
本書の無断複写は著作権法上での例外を除き禁じられています．
複写される場合は，そのつど事前に，（社）出版者著作権管理機構
（電話03-5244-5088, FAX 03-5244-5089, e-mail: info@jcopy.or.jp）
の許諾を得てください．